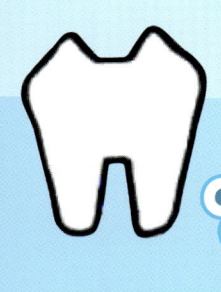

マタニティ歯科外来

～命を育む女性の口腔保健のために～

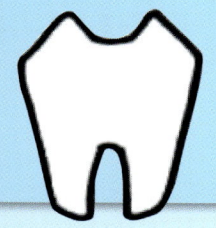

監 修 倉治 ななえ
　　　 田村 文誉

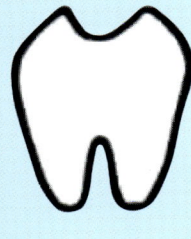

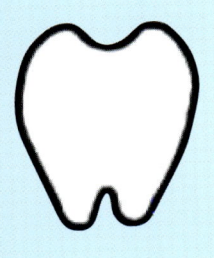

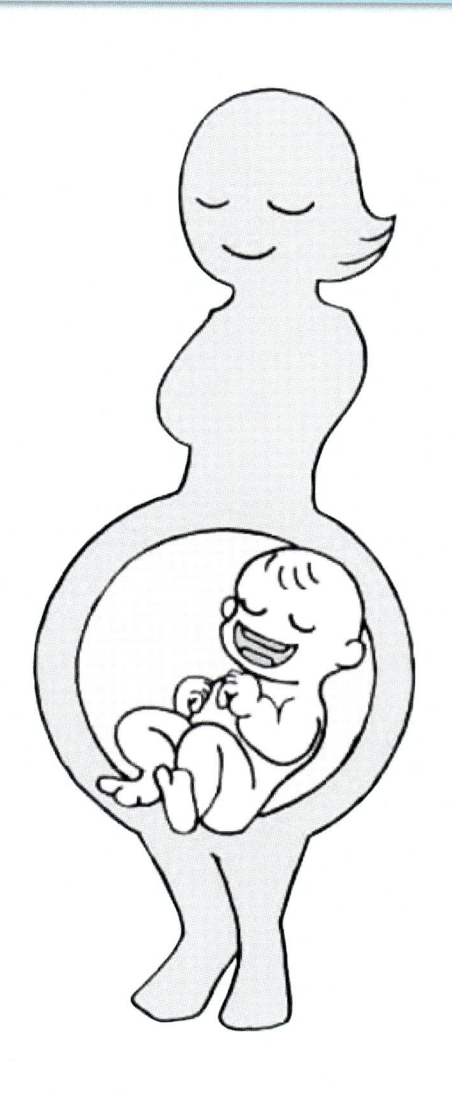

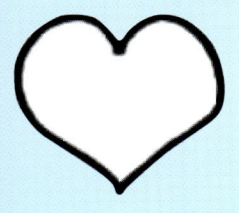

わかば出版

マタニティ歯科の薦め

　1990年3月から1年7か月間滞在したフィンランドで驚いたことがあった。歯科学生のほとんどが女性であり、私の担当学年では40人のクラスで男性はたった3人だった。当然、教員もほとんどが女性であった。このような環境の中では、当然女性特有の口腔保健や医療に関する内容も、ごく自然に教授されていた。たとえば、母から子へのミュータンスレンサ球菌の伝播（感染）を防ぐことが、生まれてくる子どものう蝕予防につながることから、妊産婦の口腔環境を改善しなければならないという、現在では幾つかの調査で証明されていることがすでに講義されていたし、実習も行われていた。何よりも、Neuvola（ネウボラ）という母子のための保健・医療施設が各地区に設置されており、そこでの歯科医療者の役割についても確立されていたので、歯科学生たちは近い将来の自分の業務の一部としてマタニティ歯科の内容を受け入れていたように思える。妊娠による口腔環境の変化が、歯科疾患発症のリスクを増すことは、当時の私の知識でもあったのだが、どのようにして臨床に生かすかまでは、何も考えていなかった。妊産婦に対する歯科治療が母子の健康に影響するならば、侵襲のある歯科治療を行わないような口腔環境にしておけばよいという、当たり前の考え方は、その当時の自分には無かった。

　現在の職場である日本歯科大学附属病院の若い教員は、圧倒的に女性が多く、さらに病院スタッフ全体を考えると三分の二以上が女性で占められている。歯科学生も女子学生の比率が年々上昇し、近い将来女子が男子学生数を上回る日が来るだろう。このような中で女性歯科学の一分野であるマタニティ歯科外来を、平成22年に開設した。しかし、この分野のテキストはあまり見受けられないことから、現在この外来に所属する先生方と、日本歯科医師会常務理事であり、私の同級生である倉治ななえ先生が本書を執筆、編集された。この本を手にした歯科に関係する方々が、マタニティ歯科に興味を持ち、新しい命を育む女性の口腔健康の享受に関わって頂けることを祈っている。二人の娘の出産に立ち会い、短いながらも育児を体験した男性歯科医師の一人として本書を推薦したい。

　平成24年1月

　　　　　　　　　　　　　　　　　　　　日本歯科大学附属病院　病院長　羽村　　章

はじめに

　妊娠、出産は女性の一生の中でとても大きな出来事です。愛しいわが子をおなかの中で10か月近くも育て、そして産み、育てていく。実に素晴しい体験です。このような大切な出来事に対し、私たち歯科医療者も何らかのサポートをしていきたいものです。しかし、妊産婦には多大な配慮が必要であり、そのことから歯科治療にも特別の注意がなされるべきという背景があります。妊娠や出産は病気ではありませんし、多くの妊産婦は健康な人たちです。にもかかわらず、彼女たちが歯科治療を受ける機会が少ないのはなぜでしょうか。これには、妊産婦本人が歯科治療に対して不安を持っていることと、歯科医療者側が治療に消極的になりがちであること、これら2通りの要因があると考えられます。いずれも生まれてくる赤ちゃんへの影響を心配してのことが多いでしょうし、もちろん診療中の母体の急変なども危惧するところです。診療で初めて妊婦さんを拝見する時には、「いま治療してもいい時期だったかな？」「薬は処方しても大丈夫かな？」と、ふと不安になってしまうこともあると思います。また、患者さんの方も、はじめから治療に対してためらう言葉をおっしゃる場合も少なくありません。このような状況は、患者さんと歯科医療従事者の情報の共有不足からくるものと思われます。このような問題を解決し、より安心、安全な歯科治療を実践するために、私たちはマタニティ歯科外来を開設し、そして本書の発刊に至りました。

　いっぽう社会制度としての妊産婦歯科健診や両親学級では、これまで市区町村に委ねられてきたため実施や内容に差がありましたが、ここにきて法的な追い風が吹いてきています。ひとつは平成23年8月に公布・施行された「歯科口腔保健の推進に関する法律」（歯科口腔保健法）であり、現在多くの都道府県が相次いで制定し、市町でも制定取り組みが始まった「歯科・口腔保健に関する推進条例」です。さらに特筆すべきは、10年ぶりに改正されることになった「母子健康手帳」でしょう。マタニティ歯科に直接関係するところでは、「妊娠中と産後の歯の状態」の同健診ページに「歯周病は早産等の原因となることがあるので注意し、歯科医師に相談しましょう」の一文が加わりました。これにより妊娠時における歯科健診の意味が、歯や口の健康にとどまらず全身の健康とも密接な関係があることを全国の妊婦さんと医療関係者が知ることになります。マタニティ歯科に関わる関係者は、新しい母子健康手帳を歯科保健指導に上手に活用したいものです。

ともすればこれまで条例等の中に、「歯科」という文言が一言ないがために、様々な行政サービスからもれていた妊産婦への歯科サービスが、このような法的裏付けができることで、各市区町村のモチベーションをあげ、全国の妊産婦さんがごく自然な形で歯科健診を受診できる環境になれば、と願っています。

　本書を通じて、素晴らしい妊娠、出産を迎えるお母さんとお子さんたちの口腔保健に貢献したいと考えています。

　より多くの皆様に本書を活用していただければ幸いです。

平成 24 年 2 月

倉治ななえ・田村文誉

執筆者一覧 (五十音順)

梅津　糸由子
　歯科医師　歯学博士
　日本歯科大学附属病院　講師
　マタニティ歯科外来
　小児歯科
　ハイリスク歯科診療センター
　口蓋裂歯科診療チーム

新崎　公子
　歯科医師
　日本歯科大学附属病院
　　口腔インプラント診療科非常勤講師
　医療法人社団公月会新崎歯科医院院長

岡本　美結
　歯科医師
　日本歯科大学附属病院　臨床助手
　マタニティ歯科外来
　総合診療科

鈴木　麻美
　歯科医師　歯学博士　医学博士
　日本歯科大学附属病院　准教授
　マタニティ歯科外来
　総合診療科

児玉　実穂
　歯科医師　歯学博士
　日本歯科大学附属病院　講師
　マタニティ歯科外来　外来長
　口腔リハビリテーション科

隅田　百登子
　歯科医師　歯学博士
　すだ矯正歯科医院院長

下山　陽香
　歯科医師
　しもやま歯科クリニック

代田　あづさ
　歯科医師　歯学博士
　日本歯科大学附属病院　講師
　マタニティ歯科外来
　総合診療科
　ハイリスク診療センター

久野　彰子
　歯科医師　歯学博士
　日本医科大学付属病院　病院講師
　口腔科（周術期）部長
　日本歯科大学附属病院　臨床准教授
　総合診療科

柳井　智恵
　歯科医師　歯学博士
　日本歯科大学附属病院　教授
　マタニティ歯科外来
　口腔インプラント診療科
　口腔外科

前田　朋己
　歯科医師　歯学博士
　日本歯科大学歯科保存学講座　非常勤講師

大嶋　依子
　歯科衛生士
　歯科衛生士室
　マタニティ歯科外来
　心療歯科センター

町田　麗子
　歯科医師　歯学博士
　日本歯科大学附属病院　講師
　口腔リハビリテーション科

松澤　澄枝
　歯科衛生士
　歯科衛生士室　室長
　マタニティ歯科外来

宮坂　美登利
　歯科医師
　日本歯科大学附属病院　臨床講師
　マタニティ歯科外来
　総合診療科
　心療歯科センター

表紙・イラスト
　初田　将大
　　歯科医師
　　初田歯科医院
　　日本摂食嚥下リハビリテーション学会認定士

目次

序章

1. 日本歯科大学生命歯学部附属病院における取り組み ……………………（児玉実穂）……… 1
2. マタニティ歯科外来の1年間 ………………（児玉実穂）……… 3

第Ⅰ章　マタニティ歯科外来について …………………… 5

1. 妊娠と歯科治療 ……………………（倉治ななえ）……… 5
　　1）正常妊娠 …………………………………………………………… 5
2. 妊婦はいつ歯科治療を受診すれば良いのか？ ……（児玉実穂）……… 8
3. 問診（医療面接）の際、必ず聞く事は？ ………（児玉実穂・岡本美結）……… 9
4. 産科との連携 ……………………………（代田あづさ）……… 11
5. 患者が歯科医院を選ぶポイントは？ ………………（下山陽香）……… 14
　　1）安心して受けられる ……………………………………………… 14
　　2）産後のフォローまで受けられる ………………………………… 15
　　3）丁寧な対応、適切な治療 ………………………………………… 16
　　4）その他 ……………………………………………………………… 16
6. 出産前・出産後の口腔ケア ……………………（松澤澄枝）……… 17
　　1）妊娠による口腔内の変化 ………………………………………… 17
　　2）妊娠中の口腔ケア ………………………………………………… 18
　　3）産後の口腔ケア …………………………………………………… 21
　　4）唾液検査のすすめ方 ………………………（梅津糸由子）……… 23

第Ⅱ章　妊娠中の歯科治療　27

- 総　論 (久野彰子) 27
  - 1）妊婦の抱える不安 27
  - 2）妊婦の歯周病 28
  - 3）妊婦のう蝕 28
  - 4）妊娠中の薬物投与、局所麻酔薬 29
- 1．妊婦への対応 (代田あづさ) 30
  - 1）治療時の体位 30
  - 2）産後リコール 31
- 2．併存疾患・メンタルケア (宮坂美登利) 32
  - 1）併在疾患 32
  - 2）妊娠中におこりやすい問題 37
  - 3）メンタルケア 39
- 3．妊娠中の女性ホルモンと歯肉炎の関係 (久野彰子) 42
  - 1）妊娠性歯肉炎 42
  - 2）女性ホルモンが口腔内細菌に及ぼす影響 44
  - 3）女性ホルモンが歯周組織や免疫応答に及ぼす影響 44
  - 4）妊娠性エプーリス 45
- 4．歯周病と早産・低出生体重児出産の因果関係 (鈴木麻美) 46
  - 1）早産、低体重児（低出生体重児）とは 46
  - 2）妊娠による口腔内の変化 47
  - 3）歯肉炎・歯周炎が早産、低体重児出産を引き起こすメカニズム 47
  - 4）歯周炎による早産、低出生体重児出産のリスク 49
  - 5）妊娠期の歯周病治療とセルフケアを中心とした口腔ケア 49
- 5．う蝕と根管治療 (前田朋己) 52
- 6．妊婦に対する口腔外科処置 (柳井智恵) 55
  - 1）妊娠による全身の変化 55
  - 2）妊娠による口腔内の変化 56
  - 3）妊娠時に発生しやすい口腔内疾患 56

4）口腔外科処置上の注意点……………………………………………………… 57
　　　5）急性期への対応と医科との連携………………………………………………… 60
　7．妊婦・授乳婦に対する薬剤使用………………（柳井智恵）……………… 60
　　　1）妊婦に対する薬剤使用の注意点………………………………………………… 60
　　　2）授乳婦に対する薬剤使用………………………………………………………… 63
　8．麻酔………………………………………………（新崎公子）……………… 64
　　　1）局所麻酔薬の投与法……………………………………………………………… 65
　　　2）血管収縮薬………………………………………………………………………… 67
　　　3）歯科治療における麻酔の考え方………………………………………………… 67

第Ⅲ章　健診について ……………（梅津糸由子・大嶋依子）… 73

　1．母子保健の流れと乳幼児健診のあり方………………………………………… 73
　　　1）健診時の注意事項………………………………………………………………… 73
　　　2）母親教室…………………………………………………………………………… 74
　2．歯科健診での歯科衛生士の役割………………………………………………… 77
　　　1）歯科衛生士の役割………………………………………………………………… 77
　　　2）妊婦への対応……………………………………………………………………… 78
　　　3）子どもへの対応…………………………………………………………………… 80

第Ⅳ章　母親への指導－子どもの歯を守るために－
　　　　　　　………………………………（隅田百登子・大嶋依子）… 83

　1．妊娠期………………………………………………………………………………… 83
　　　1）乳歯の発育………………………………………………………………………… 83
　　　2）健康な歯…………………………………………………………………………… 84
　2．生まれてから1歳半頃まで………………………………………………………… 88
　　　1）乳歯の萌出（8か月頃）………………………………………………………… 88
　　　2）う蝕の好発部位…………………………………………………………………… 88
　　　3）哺乳瓶う蝕………………………………………………………………………… 88

4）う蝕予防……………………………………………………………… 88
3．1歳半頃より3歳頃まで……………………………………………………… 89
　　　1）乳歯列完成（3歳頃）………………………………………………… 89
　　　2）う蝕の好発部位………………………………………………………… 89
　　　3）う蝕予防………………………………………………………………… 89
4．3歳頃より6歳頃まで………………………………………………………… 90
　　　1）第一大臼歯の萌出が開始（6歳頃）………………………………… 90
　　　2）う蝕の好発部位………………………………………………………… 90
　　　3）う蝕予防………………………………………………………………… 91
5．小学生の頃…………………………………………………………………… 91
　　　1）混合歯列期……………………………………………………………… 91
　　　2）う蝕の好発部位………………………………………………………… 91
　　　3）歯周病…………………………………………………………………… 91
　　　4）う蝕，歯周病予防……………………………………………………… 92
6．赤ちゃんの歯は妊娠中に作られる………………………………………… 93
　　　1）喫煙について…………………………………………………………… 93
　　　2）妊娠中の食事…………………………………………………………… 93

第Ⅴ章　生まれてくる子どもについて　……………………… 95

1．子どもの口と歯……………………………（梅津糸由子）……… 95
2．赤ちゃんのこころの発達と口の機能………（田村文誉・町田麗子）…… 99
　　　1）アタッチメント………………………………………………………… 99
　　　2）哺乳機能の発達………………………………………………………… 100
　　　3）母乳と人工乳…………………………………………………………… 102
　　　4）離乳食の時期…………………………………………………………… 104
　　　5）味覚の発達……………………………………………………………… 107
　　　6）指しゃぶり（吸指癖）と玩具しゃぶり……………………………… 108
　　　7）鼻呼吸とおしゃぶり…………………………………………………… 109
　　　8）ことばの発達…………………………………………………………… 109

第Ⅵ章　妊娠期・出産期の口腔ケア～マタニティ歯科外来の取り組み～
　　　　　　　　　　　　　　　　　　……………………（倉治ななえ）………………111

1．性差医療と歯科の現状………………………………………………………… 111
2．性差歯科医療…………………………………………………………………… 112
3．ミュータンスレンサ球菌の母子伝播………………………………………… 115
　　1）妊婦のミュータンスレンサ球菌の実態調査……………………………… 116
　　2）MS菌の母子伝播予防と感染の窓………………………………………… 118
4．女性総合歯科外来……………………………………………………………… 120

第Ⅶ章　地域行政と開業医における連携とその取り組み
　　　　　　　　　　　　　　　　　　……………………（倉治ななえ）………………123

1．「歯科口腔保健法」及び「歯科保健条例」と妊産婦健康診査ほか ……………… 123
2．10年ぶりに改正された「母子健康手帳」……………………………………… 130
3．現時点における行政と歯科医師会の連携…………………………………… 138

第Ⅷ章　開業医におけるマタニティ患者への対応
　　　　　　　　　　　　　　　　　　……………………（倉治ななえ）………………139

1．X線撮影と薬剤への対応……………………………………………………… 144
2．大学病院や専門医に紹介するタイミングと説明方法……………………… 147

索　引………………………………………………………………………………… 149

※表紙・イラスト　初田　将大

序章

1．日本歯科大学生命歯学部附属病院における取り組み

　女性は妊娠することにより、さまざまな面でそれまでとは違う環境に置かれることになる。妊婦の特徴的な口腔症状の一つに妊娠性歯肉炎があり、それが重症化し、重度歯周病に罹患すると早産や低体重児出産のリスクを高める[1]ことが報告されている。一方、妊婦の口腔管理を行うことで、産まれた子どもの口腔環境を整えることが出来る[2]との報告もあり、妊婦の口腔管理や歯科治療の重要性がうたわれている。しかし、妊婦の歯科治療が歯科医師に敬遠されがちな現状もある。さらに、妊婦自身も女性特有の体の変化について歯科医師に相談しづらい場合もあり、気持ちや体調の変化から歯科治療を受けたくても受けられなくなってしまうことが少なくない。妊娠によってホルモンバランスが崩れ、身体だけではなく精神面での変化もみられるため、精神面のフォローが必要となる場合もある。

　そこで、妊娠中の女性に積極的に歯科を受診してもらえるように、日本歯科大学附属病院では女性スタッフによる"マタニティ歯科外来"を開設した。はじめは数人の女性

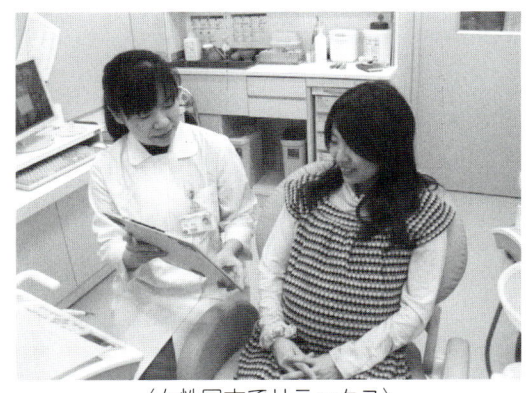

〈女性同志でリラックス〉　　〈フカフカの診療椅子〉

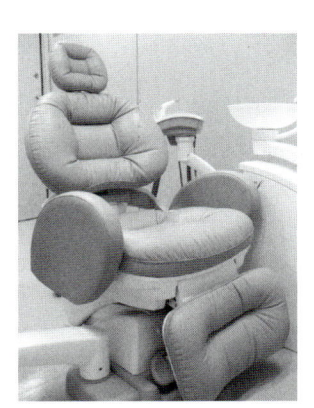

図1-1　マタニティ歯科外来診療室

歯科医師が有志で集まり、その後、妊産婦へのサポートという主旨に賛同した歯科医師、歯科衛生士が徐々に増え、具体的に開設への運びとなった。当初は女性スタッフのみにこだわっていなかったものの、「将来的に、全ての年代の女性特有の歯科的疾患を対象とする"女性総合歯科外来"の構想」を描いている病院長の発案で、"女性スタッフ"のみで行うこととなった（図1-1）。平成22年1月より試験的に診療を開始し、その後4月より正式にオープンとなった。当外来は「すべての妊産婦が安心して診療を受けられる、なんでも相談できる環境を整えたい」を基本的理念としている。大学病院ならではの特徴として、歯周病・歯内療法・保存修復・補綴・小児歯科・口腔外科・歯科麻酔科・心療歯科・摂食指導など、各専門分野から成る歯科医師で構成されている。また、必要に応じて医師（内科・外科・小児科）・薬剤師・管理栄養士・言語聴覚士・臨床心理士との連携がとれ、チーム医療を行える体制にもなっている（図1-2）。

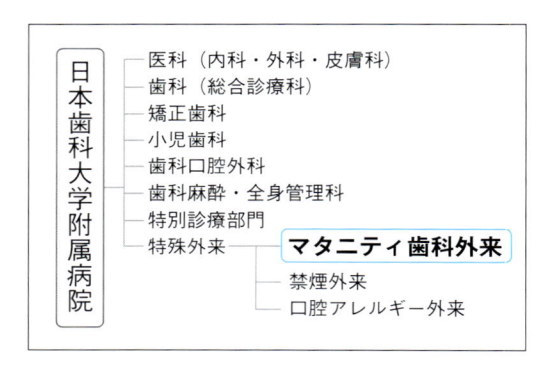

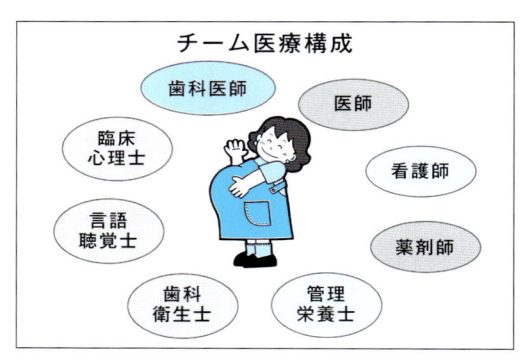

図1-2

妊婦への歯科治療は、基本的には妊婦用の健康調査表を用いた医療面接を行ったうえで、妊娠の安定期に体調に合わせた診療を行っている。当病院には産科が併設していないため、緊急時に備えて近隣の産婦人科を併設している病院との連携をとっている。

なおマタニティ歯科外来では、妊娠前後から出産一年程度の妊産婦を対象としているため、出産後は子連れで来院できるよう、ベビーチェアを用意し、母親の傍にいられるようにしている。また、小児歯科と同フロアーにあり、出産後の子どもの口腔管理へ繋げている。ちなみに児童福祉法及び母子保健法では、「妊産婦」とは、妊娠中又は出産後一年以内の女子と定義している。

2．マタニティ歯科外来の1年間

　マタニティ歯科外来開設から1年間に来院した患者の実態について紹介する（図1-3）。初診時年齢は、30歳代が圧倒的に多かった。来院時期は、妊娠安定期が多いが、痛みが強い場合の応急処置などで、やむを得ず初期や後期に来院する者もみられた。また最近では、妊娠判明前に、自己判断で来院するケースも増えている。

　受診に際しての主訴は、う蝕治療が半数を占めた。歯肉の炎症を主訴とする者はやや少なかったが、実際には歯肉炎や歯周炎を発症している者がほとんどであった。乳幼児を持つ母親の妊娠期および育児期の口腔ケアに関する意識調査についての都築らの研究[3]では、対象となる妊婦において、う蝕に関する一般的な知識は高いものの、妊娠に関連した口腔内の健康に関する知識の認知度は低かったと報告している。ミュータンスレンサ球菌の母子伝播やキシリトールによる予防効果については多くの母親が認知しているが、喫煙や食事摂取不良、歯周病による胎児への影響につての知識は低いとのことであった[3]。このことからも、一般に妊婦への口腔管理の重要性は、広く知られているとは言い難い。また来院のきっかけは、一次医療機関からの紹介が多く、次いでホームページ、マスメディアからの情報であった。中には、歯科医院側の治療敬遠のケースもみられた。歯科医療者側の心得として、ハイリスク妊婦についての知識を持つこと、問診（医療面接）をしっかりすること、紹介先・連携先を確保すること等の対策を取るようにすることが大切である。マタニティ歯科外来を通じて、妊産婦が安心して歯科治療を受けられる体制作りの橋渡しとなり、妊婦が健康な口腔環境になることを願っている。

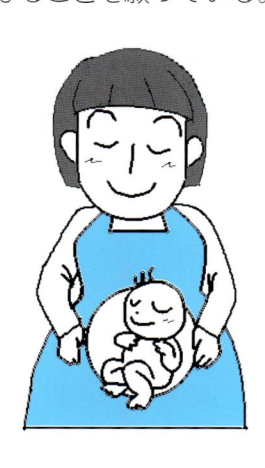

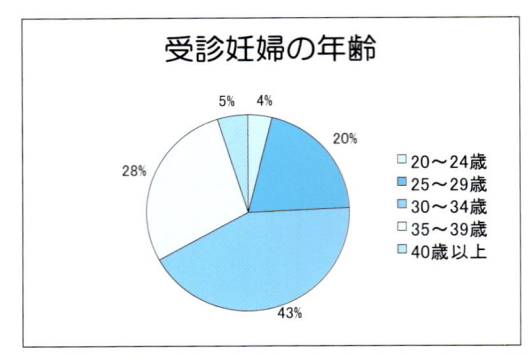

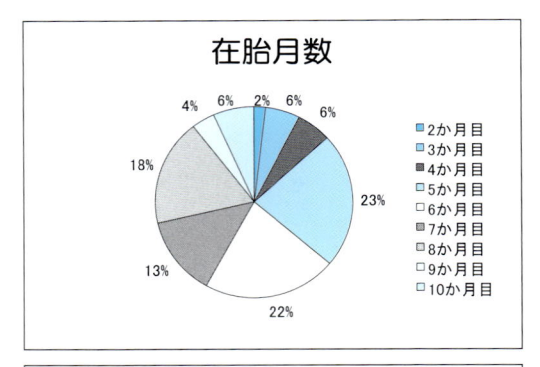

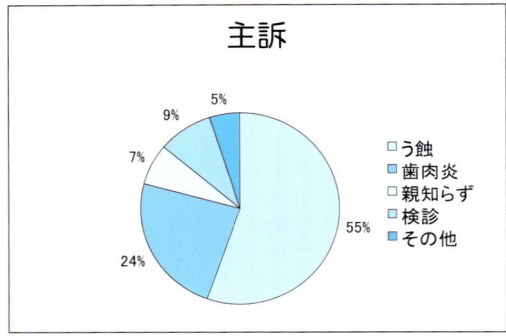

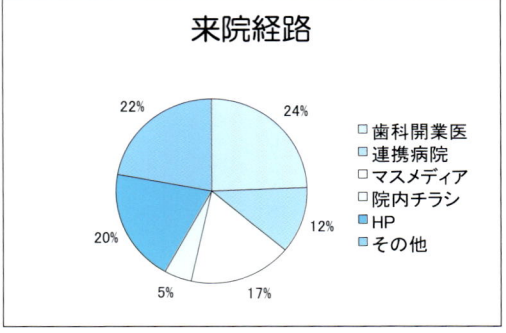

図1-3

【参考・引用文献】
1) Offenbacher S, Katz V, Fertik G, Collins J, Body D, Maynor G, McKaig R, Beck J: Periodontal Infection as a Possible Risk Factor for Preterm Low Birth Weight. J Periodontol. Oct; 67 (10Suppl): 1103-1113, 1996.
2) Nakai Y, Shinga-Ishihara C, Kaji M, Moriya K, Murakami-Yamanaka K, Takimura M: Xylitol Gum and Maternal Transmission of Mutans Streptococci. J Dent Res. Jan; 89 (1): 56-60, 2010.
3) 都築佑子、志村千鶴子:乳幼児を持つ母親の妊娠期および育児期の口腔ケアに関する意識と行動の実態. WHS, 9: 93-103, 2010.

I マタニティ歯科外来について

1．妊娠と歯科治療

1）正常妊娠

妊娠とは、受精卵が、胞胚の状態で子宮内膜に着床した状態を開始とし、児の娩出、胎盤などの付属物の排出をもって終了する。子宮のなかで、0.1mmほどの受精卵が、60兆個もの細胞からなるヒト（新生児）へと統合され育まれていく過程が妊娠である。

表 1-1 妊娠期間の定義

妊娠期間の定義
・最終月経開始日から起算して数える
・日数・週数を「満」で数える
・正常妊娠持続日数は 280 日とする
・28 日を妊娠暦の 1 か月と定め、妊娠持続を 10 か月とする
・7 日を 1 週と定め、妊娠持続を 40 週とする

世界保健機関（WHO）によると、妊娠期間は下記のように定義される。
・最終月経開始日は「満 0 日」
・満 0〜6 日は「満 0 週」
・満 7〜13 日は「満 1 週」に相当する。
分娩予定日は、満 280 日（＝満 40 週 0 日）となる。

しかしながらわが国では月数は「数え（かぞえ）」を使い、「第」をつけて表記するのが一般的である。よって満 0〜3 週は「第 1 月」と数える。WHO による妊娠週数の数え方は「最終月経開始日を起点」にしており、妊娠週数と胎児の発育にずれがみられることがある。表 1-2 に、妊娠のおおまかな流れを記す。

4 週くらいから妊婦反応が陽性となり、20 週前後で安定することが多い。22 週未満は流産となり、以降の分娩は早産となる。また 21 週 6 日までは、胎外生存が不可能な時期であり、人工妊娠中絶が可能な時期とされる。37 週 0 日〜41 週 6 日までは正期

産であり、42週以降は過期産となる。

表 1-2 妊娠のおおまかな流れ

妊娠週数	7週	8週	9週	10週	11週
主な器官の発生	器官形成期					
	中枢神経			中枢神経	
	肺			肺	
	心臓			心臓	
	消化器			消化器	
	眼			眼	
	耳			耳	
				歯	
				口蓋	
	上肢			上肢	
	下肢			下肢	
				外生殖器	
胎児への影響	催奇形の絶対過敏期（投薬には要注意）				

妊娠週数	12週	18週	22〜38週	40週
主な器官の発生	器官形成期				
	中枢神経			
	肺			
	心臓			
	消化器			
	眼			
	耳			
	歯			
	口蓋			
	上肢			
	下肢			
	外生殖器			
胎児への影響		重要器官の形成は修了（口蓋閉鎖は続いている）	安定期であり奇形の発生はない ただし発育抑制の危険あり	早産の危険性あり

（1）胎児の発生

受精～8週未満を「胎芽」という。4～8週は主に器官発生期で、3つの胎芽からなる重要な臓器が形成される。

- 外胚葉：神経・眼・耳の感覚上皮・表皮（毛・爪）・乳腺・エナメル器
- 中胚葉：生殖器・心臓・血管・リンパ管・横紋筋・平滑筋・骨・軟骨・脾臓・副腎
- 内胚葉：腸管・気管上皮・膀胱・甲状腺・胸腺・鼓室・耳管上皮

この時期の内胚葉系組織は、「薬物」の影響を最も受けやすいので、注意されたい。

（2）妊娠週数、予定日の決め方

予定日の決め方は、最終月経の1日目を0週0日として、40週0日が予定日となる。月経周期が28日で計算するため周期がそれより長い場合や不順な場合は、修正が必要となる。その場合は、超音波検査等により診断することになる。超音波検査は、母胎、胎児への侵襲がないので、妊娠時の画像診断の第一選択となる検査であり、胎児およびその付属物など広範囲の観察に用いられている。また初期の妊娠においても超音波検査は有効であり、妊娠初期は子宮外妊娠か正常妊娠かを鑑別するための重要な検査である。乳歯の歯胚が育ち始める妊娠6週で、胎芽はようやく心拍が確認できる程度の大きさである。お腹の中の胎芽がようやく確認できるこの時期から、乳歯の芽が育っていることを、妊娠中の母親のみならず、妊娠の可能性のあるすべての女性と家族に伝えていきたい。

（3）胎児の発育に影響を与える因子

表1-3　代表的な催奇形因子

ウィルス	薬剤	放射線	高血糖
TORCH症候群 ・風疹ウィルス ・サイトメガロウィルス ・水痘 ・トキソプラズマ	禁忌薬剤 ・テトラサイクリン ・クロラムフェニコール ・アミノ配糖体 ・ワルファリン	放射線の被曝による奇形・発育遅延	糖尿病合併症による

※上記以外の重要な催奇形因子として、アルコール、タバコがある。

２．妊婦はいつ歯科治療を受診すれば良いのか？

　妊娠中の歯科治療で注意すべきは、投薬の処方とX線撮影である。基本的に妊娠中の投薬はできる限り避けるべきであるが、薬の処方が必要な時は、抗菌薬はペニシリン系、セフェム系、マクロライド系、鎮痛薬は非ピリン系のアセトアミノフェンが比較的安全と言われている。また、X線撮影については、地球上で私たちが浴びる1年間の自然放射線量を換算すると、デンタルフィルムでは約150枚、パノラマでは約100枚の撮影に相当し、そこから考えるとほとんど問題ないと言える。しかし、胎児の感受性が高い妊娠初期（〜15週まで）は、できれば避けた方がよい。ただし現在では、鉛エプロンを着せる等の十分な防護を行っていることから、胎児に影響を及ぼさずに撮影が出来ると考えてよい。また、局所麻酔薬はリドカインであれば通常量の使用では問題は無いが、フェリプレシンは分娩促進作用があるため使用すべきではない。

　このように、歯科治療を行う上で十分な配慮を行えば胎児への大きな影響はないと考えられるが、母親がそれを心配するのも事実である。よって、不必要なリスクを避けるためにも、妊娠中期の安定期に歯科治療を行うようにする。妊娠初期（〜15週、特に4〜7週は催奇形性の可能性が高い）や後期（28週〜）は応急処置に止めるのが望ましいが、完全に治療できない場合には、安全な時期まで痛みを繰り返すこともある。痛みを我慢するストレスを考えると、安全を考慮して適切な治療を行ったほうが良く、外科的処置などが必要な場合は産科医と連携をとり、治療方針を決めるようにする。

　出産後には、数時間おきの授乳など生活リズムの乱れから、歯科受診が困難となる場合が多い。またこの時期に注意すべき点は、服薬の母乳への移行を考慮することである。一般的な歯科治療で処方される薬であれば、母乳への影響はほとんどないと考えてよいが、心配ならば授乳直後に服薬するように指導する。服薬2〜3時間後に母親の血中濃度が最高になるとされているので、授乳直後に服薬することで次の授乳までに体外へ排出するようにスケジュールを組むことができる。

　詳しくはⅡ章P69で説明する。

3．問診（医療面接）の際、必ず聞く事は？

　妊婦の歯科治療時には、胎児への影響などから、麻酔薬や投薬などに特別な注意が必要となる。よって、通常の健康調査票に加えて妊婦用の健康調査票を用いて情報収集を行うことによりスムーズに診療が行えるようにする。表1に、妊婦用の健康調査票を示す。

健康調査票の説明

項　目	情　報　収　集　の　目　的
妊娠歴	妊娠に対する心構えなど、妊婦の精神的ゆとりを知る
現在週数	歯科治療を安心して行える安静期であるか否かを知る
かかりつけ医	観血的処置や薬剤の処方などに関する情報提供を受ける時に必要
出産予定日	出産後のリコールの目安を把握する
つわり	口腔内の環境に悪影響を与えるため、つわりの有無とつわりがあった時期、種類（唾液つわり、食べつわり、吐きつわり等）を知る
立ちくらみ	妊娠時には、起立時の調節がうまくいかず一過性の脳虚血状態が起こりやすいため、確認し、付き添うなどの配慮が必要か否かを知る
妊娠後の口腔内の変化	妊娠時に起こりうる症状（妊娠性歯肉炎、妊娠性エプーリス、唾液分泌量の低下、口臭など）を自覚しているかを知る
食生活の変化	口腔内環境の変化、味覚の変化を知る
最後の歯科受診時期	口腔内への興味、デンタル IQ の確認（現在の口腔内環境との関連）
姿勢	仰臥位低血圧症候群、妊娠後期では妊娠高血圧症候群などの予防、安心して楽に治療を受けられる様な環境設定を整える
歯科治療についての希望	インフォームドコンセントの確立、歯科治療への不安の軽減

（表1）健康調査票（妊婦用）

診療をスムーズに受けていただくためにあらかじめ妊娠歴、現在の健康状態について以下の質問にお答えください．質問の内容が不明瞭の場合は空欄のままでかまいません．

ご自身について
1. 妊娠歴に○をご記入ください．
   　　初産　　2回目　　それ以上　　　　　　現在妊娠（　　）週
   　　　産科主治医　　　　　　　　　病院　　　　　　　　　先生
   　　　かかりつけ医　　　　　　　　病院　　　　　　　　　先生
   　　　かかりつけ医　　　　　　　　病院　　　　　　　　　先生
2. 出産予定日はいつ頃ですか　　　　　　　　　　　　　　　　　年　　月
3. つわりはありますか．　　　　　　　　ある　□現在　□　　頃　ない
4. 立ちくらみやむくみはありますか．　　　　　　　　　　　　　ある　ない
5. 妊娠してから口の中に変化はみられますか．✔を記入してください．（複数）
   　□ 歯が痛む　　□ 冷たいもの熱いものがしみる　□ 歯がぐらぐら動く
   　□ 歯ぐきがむずむずする　□ 歯ぐきが腫れてきた　□ 歯ぐきから血が出る．
   　□ 歯ぐきから膿みがでる　□ 食べ物がはさまる　□ 口臭が気になる
   　□ 唾液がネバネバする
   　その他（　　　　　　　　　　　　　　　）
6. 妊娠してからの食生活に変化がありますか．✔を記入してください．（複数）
   　□ 食べ物の嗜好が変わった　□ 食事，間食の回数が増えた　□ 食事，間食の回数が減った
   　その他（　　　　　　　　　　　　　　　）
7. 最後に歯科受診したのはいつですか．　　　　　　　　約　　年　　か月前
8. 治療中の（イス）姿勢でご希望はありますか？✔を記入してください．
   　□ 倒してほしい　□ すこし斜めにして欲しい　□ 倒さないで欲しいなど
   　その他（　　　　　　　　　　　　　　　　　　　　　　　　　　　　）
9. 歯科治療についてご希望はありますか．
   　□ 痛いところだけ　□ できるだけすべて　□ 予防処置
   　その他（　　　　　　　　　　　　　　　　　　　　　　　　　　　　）
10. 口の中で心配な事，聞いてみたい事があればお書きください．

こどもについて
1. こどもの歯について生まれる前に話が聞きたいですか？
   　□ はい　□ 生まれてからでよい　□ 自分の事だけでよい
2. お子さんについて不安な事があればお書きください．
   　□ 歯の生え方について　□ 食事について　□ 虫歯予防について

   　その他質問がありましたら自由にお書きください．

　　　　　　　　　　　　　　　　　　　　　　　年　　　月　　　日
　　　　　　　　　　　　　　　　　氏名

初診	担当医

日本歯科大学附属病院　マタニティ歯科外来

4．産科との連携

　妊娠は病気ではないが、妊産婦は一般の患者よりも留意して治療にあたらなければいけない事がいくつかある。問診（医療面接）で全身状態の把握をしていくことはもちろんだが、産科主治医に別途確認することも重要であり、密な連携が必要になる。まず、初診時に通院している産科および担当医、他科に通院しているかどうか、通院している場合はその病院と担当医を確認する。特に産科担当医から歯科治療の許可を確認してもらうと良い。そして、それぞれの担当医に歯科を来院した旨を伝え別紙に示すような情報提供書で患者情報を得る。

　すなわち、こちらからは主に、歯科についての診断結果とその治療概要を伝え、他科主治医からは、妊娠週・予定日の確認・併発している疾患がないか・投薬の有無・治療に際して留意すべき点がないかどうかの確認等を受け取る。産科と連携をとることにより、患者にも安心感を与えることになる。

〈妊産婦によくみられる疾患〉

『妊娠高血圧症候群（妊娠中毒症）』
　　主な症状は、高血圧（最高 140mmHg 最低 90mmHg）・尿たんぱくである。
　　糖尿病・高血圧・腎臓病等の疾患がある人や、太りすぎ・痩せすぎの人、高齢（35歳以降）出産・若年（15歳以前）出産に多いといわれている。

『妊娠性糖尿病』
　　妊娠時には胎盤（たいばん）で血糖値を上げるホルモンが産生されるため、妊娠中期以降に血糖値が上昇しやすくなる。正常の妊産婦では、この時期、膵臓からインスリンを多く分泌して血糖値を上げないように調節するが、この機能が低下していると、血糖値が上昇する。
　　太りすぎの人、家族に糖尿病歴がある、尿糖陽性、先天異常児や巨大児の出産歴がある、流産や早産の経験がある、高齢出産、などの場合には血糖値が上昇しやすいといわれている。

(別紙1)

診療情報提供依頼書

＿＿＿＿＿＿＿＿＿＿病院
＿＿＿＿＿＿＿＿＿＿先生

＿＿＿＿＿＿＿＿＿＿歯科医院

患者氏名＿＿＿＿＿＿＿＿　生年月日＿＿＿＿＿＿＿

平素よりお世話になっております。
この度貴院の＿＿＿＿＿＿＿＿＿＿様当院を来院されました。

検査の結果、＿＿＿＿＿＿＿＿＿＿＿＿＿＿＿と診断いたしました。
　　　　　　　　　と　　　　　　　　　　　を使用した治療が必要と思われます。
治療において、留意すべき事がありましたらご指導いただきたいと思います。
お忙しいところ申し訳ありませんが、よろしくお願いいたします。

(別紙2)

診療情報提供書

_____歯科医院

_____医院
担当_____

患者氏名_____生年月日_____妊娠第　　週

初産・経産　　出産予定日　　　　月　　　　日

病歴

処方

その他

5．患者が歯科医院を選ぶポイントは？

　妊娠した女性が患者として歯科医院を選ぶポイントはなんであろうか？誰でも、初めて歯科医院を受診するのは不安なものである。しかも、お腹に新しい命を抱えているとしたら、その不安はより高まることが想像される。
　そこで、当外来では、以下の観点を大切にして診療に臨んでいる。
　　1）安心して受けられる
　　2）産後のフォローまで受けられる
　　3）丁寧な対応、適切な治療
　　4）その他

1）安心して受けられる

　もうすぐ母親になる妊婦が一番に考えることは、お腹の赤ちゃんのことである。どのような時でも、自分のことよりもお腹の赤ちゃんの心配をするであろう。「歯科治療をしても大丈夫だろうか・・・」、「麻酔や薬は・・・？」「X線撮影をしても大丈夫かしら」などとたくさんの不安が妊婦の頭を過ぎり、歯科治療を敬遠してしまう。そのような不安がいっぱいの妊婦であるから、まず一番必要になってくるのは【安心】であろう。

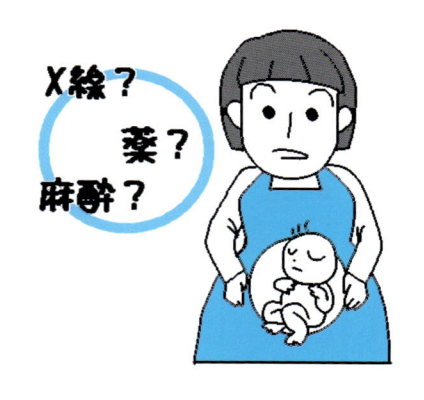

　では【安心】はどのように提供できるのか。日本歯科大学附属病院のマタニティ歯科外来では、近隣の産科や院内の歯科麻酔全身管理科、ハイリスク診療センター等との連携があるので、妊娠高血圧症候群や、その他の基礎疾患を持っている妊婦の治療を安全に行うことができる。そして、妊婦は誰でも非常にナーバスになることを理解し、マタニティ歯科外来のメンバーが妊娠に対する深い知識を持ち、医療面接を非妊娠時以上に時間をかけて行うようにしている。

　基礎疾患を持っている妊婦の治療は一次医療機関では困難な場合もあるが、健康な妊婦であれば十分治療が可能である（＊詳細は妊娠中の歯科治療の項目 P27を参照）。大

切なことは"妊婦は歯科治療が可能である"ということを歯科医師自身がしっかり理解することである。歯科医師が、受診された妊婦に対し治療の必要性や治療方法によるお腹の赤ちゃんへの影響の程度を説明するにあたって、治療時期と薬物の量などを考慮すればほとんど赤ちゃんには影響なく治療が可能だという情報を、どれだけ提供することが出来るか、これが妊婦にとっての安心に繋がる。しかし、そうは言ってもリスクがあっては治療しにくい・・・というのが本音かもしれない。我々歯科医師自身が治療に前向きに取り組むために欠かせないのが、産科医との連携をとることである。安定期において歯科治療による胎児へのリスクは、十分な配慮を行えば問題ない程度とされているにもかかわらず、実際には敬遠されがちな場合もみられる。ここで、産科医との連携が重要になってくる。産科の主治医に対診してみると、具体的に使用する薬剤の指定など、細かい情報提供をしてくれ、非常に診療しやすくなる。マタニティ歯科を受診した安定期の妊婦の中には、「今のうちにしっかり治してもらってきなさい。」と産科主治医からお墨付きをもらってくる人もいる。産科医の情報提供のもと、麻酔や投薬やＸ線など赤ちゃんへの影響が考えられる治療内容に対し、その影響の程度、リスクとベネフィット（利益）について十分に患者と話し合うことで、患者自身も麻酔や投薬、Ｘ線の使用によるベネフィットと赤ちゃんへの影響（リスク）を天秤にかけ、答えを出してくれるはずである。そのようにして患者自身が考えることで治療に対する理解が深まり、安心して治療を受けてもらうことができる。

２）産後のフォローまで受けられる

　子どもが生まれ毎日の育児に手一杯の母親は、自分のことは後回しになりがちである。妊娠から授乳期の一番めまぐるしいこの時期、女性の口腔内の健康は一気にくずれやすく、う蝕や歯周病が多発しやすい。出産前に産後の歯科受診の重要性をしっかりと伝え、母子ともに口腔管理をしていくことが重要である。妊娠してから産後の授乳期には、母親の多くが「赤ちゃんは自分のようにむし歯や歯周病にならないようにしたい。」と強く考える。モチベーションの上がるこの時期にしっかりと歯科保健教育を行うことが、その後の健康な口腔管理に重要なのである。

　妊娠中の歯科治療への不安はもちろんだが、産後の授乳期における歯科治療に関しても、不安を持っている母親は多い。産後では、主に母乳への薬物移行が問題になる（詳

細は授乳婦に対する薬剤使用の項目 P63 を参照)。産後に受診したときに、母子のどちらにも適切な指導・治療をすることが重要である。例えば、搾乳という手段を上手く使うことや、人工乳の使用などである。そして、妊娠中に出来なかった治療の続きを行うとともに、子どもの口腔内の清掃方法の指導や口腔の成長についてなど、歯科ならではの情報を提供していくと良い。

3) 丁寧な対応、適切な治療

患者が妊婦であることに限らず、「丁寧な対応と適切な治療」は当たり前だからこそ大切な事である。女性は妊娠から出産という 10 か月ほどの間に、心身ともに大きな変化を受容しなければならない。つわりのつらい時期や、お腹の張り、頻尿や腰痛など、妊娠すると様々な症状が現れる。周産期は抑うつ症状を生じやすい時期であり、日本人におけるその発症頻度は 10 ～ 20%（岡野ら、1991：Yoshida, et al.,1997）と高い割合が報告されている。肉体的にも精神的にも負担がかかり、妊婦は「周囲の人々から優しくしてもらいたい」と思うものである。

あるアンケートで「受付の応対で嫌な経験をしたことがあるか」という問いに対し、あると応えた者は 802 人中 133 人（16.6%）であった（アポロニア　2011：1月号）。一般の患者ですらこんなにも不快な思いをしているということに驚くが、妊婦の場合、とてもナーバスな妊娠期であるから、受付の対応や電話応対、歯科医師、歯科衛生士の診療時の接し方などに、十分気を使うことが必要である。

4) その他

歯科医院の見た目や雰囲気においても、女性が入りやすい病院を心がける。清潔感がある、感染予防対策がしっかりされているなどに加え、バリアフリーの配慮がされていることも大切である。最近では、ホームページやインターネットでの口コミを調べてくる患者も大変増えており、妊婦に対してもホームページで効果的に歯科医院の情報提供を行うことが必要である。

医科ではすでに浸透しつつある性差医療という言葉は、デンタルハイジーン 2009 年 7 月号にも取り上げられ、歯科でも少しずつ身近になりつつある。思春期、妊娠期、更

年期、それぞれにおいて女性に特有の口腔の変化が見られる。女性の社会進出が増え、仕事をしながらの妊娠、出産、子育てをする女性が増えており、歯科界でも性差医療が今後必要となってくるであろう。従って妊婦を診療することは、歯科における性差医療を考える第一歩となるのではないだろうか。少子化とはいわれているが、周りを見回せば、妊婦を見かけることは少なくない。妊婦であっても、治療可能な時期であれば歯科治療を受けることが出来ることを、歯科医療側から社会に発信し、社会全体に広めていくことが重要である。これにより妊婦も歯科を受診しやすくなるとともに、我々歯科医師自身も治療を積極的に行いやすくなっていくのではないだろうか。

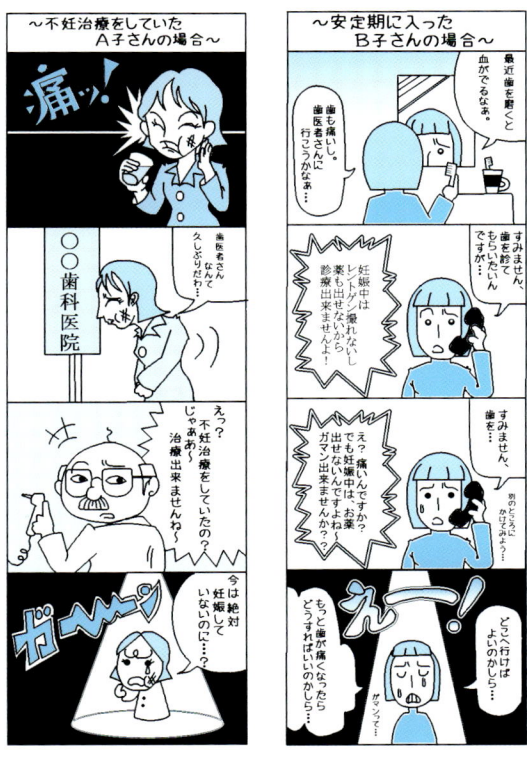

図 1-4

6．出産前・出産後の口腔ケア

1）妊娠による口腔内の変化

　妊娠期は、"つわり"や女性ホルモン（エストロゲン、プロゲステロン）の分泌増加により歯科疾患のリスクが高まる時期である。妊娠5週頃より"つわり"が発症し、食事回数の増加、嗜好の変化、唾液の分泌量の減少やネバネバ感により、口腔内環境が悪化しやすくなる。妊婦が自覚する口腔内の変化では、ブラッシング時の出血や歯肉の腫脹など、歯肉の炎症に関する症状が多い。実際の口腔内所見では、歯間乳頭部の炎症を

中心とする軽度の歯肉炎がほとんどであり、歯槽骨吸収を伴うような中等度以上の歯周炎はまれである。しかし、近年では歯周病と全身疾患の関連が明らかになり、重篤な歯周病に罹患している妊婦は、早産や低体重児出産のリスクが7倍にも高くなることが報告されている。生まれてくる子どものためにも、妊娠期以前からの歯周病に関する正しい知識と口腔ケアが重要であり、歯周病の予防に繋げる必要がある。妊娠期では、唾液の自浄作用、緩衝作用の働きが低下することにより、口腔内にプラークが停滞し、う蝕が発症・進行しやすくなる。う蝕の原因となるミュータンスレンサ球菌は、唾液を介して母子伝播することが知られている。妊娠中より口腔内のミュータンスレンサ球菌を減少させ、母親の口腔内環境を整えることが、子どものう蝕予防の第1歩となる。

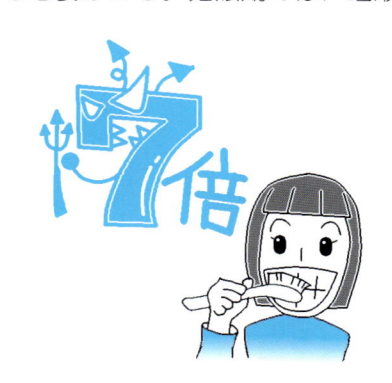

2）妊娠中の口腔ケア

妊娠中は、健康に対する意識が高まり、口腔衛生に関心を持ってもらう絶好の機会となる。歯科医院においては、この時期にう蝕や歯周病予防の正しい情報を提供することにより、口腔ケアの実施に対するモチベーションをさらに上げることができる。口腔ケアを実践してもらうことにより、将来生まれた子どもと共に定期的な来院が望め、子どもの予防管理も一緒に行うことができる。歯科医療に従事している者にとって、1人でも多くの子どもの虫歯ゼロを目標とし、マイナス1歳からの予防管理を行っていくことは、これからの重要な役割だと考えられる。

（1）妊娠中の口腔衛生指導

妊娠中は精神的に不安定な時期であり、口腔衛生指導を行う前に十分なカウンセリングを行う必要がある。つわりの状態や口腔衛生習慣、生活背景や環境、希望、健康観など、患者の性格や価値観を理解することで、患者の不安を取り除き、安心感を与えることが

カウンセリングの方法
1. 感情の受容
2. 感情の反映
3. 繰り返し
4. 感情の明瞭化
5. 承認－再保証
6. 非指示的リード

図1-5　カウンセリングの方法
文献1より引用

第Ⅰ章　マタニティ歯科外来について

できる。歯科医師・歯科衛生士は、患者が心地よく何でも話しやすい環境を作るため、カウンセリングの技法を用いることが有効である[1]（図 1-5）。これらを行うことによって、患者との共感・共有が生まれ、信頼関係を築くスタートラインに立つことができる。

　カウンセリングの情報をもとに、モチベーションを行っていく。モチベーションを行う際には、妊婦の不安や歯科に対する恐怖に配慮し、優しく理解しやすい言葉で行うことが大切である。妊婦の場合は、これから誕生する子どものことに大きな関心や興味を持っているため、妊娠時の口腔内の変化やミュータンスレンサ球菌の母子伝播、歯周病と早産・低体重児出産について、熱心に耳を傾けてくれる。妊娠性歯周炎をはじめ妊婦に多い口腔内疾患では原因となるプラークを取り除くことが重要となるため、患者の協力なしでは治癒は難しい。患者教育では、プラークコントロールの必要性や放置した場合の問題点などを十分に説明する必要がある。

　妊娠期のブラッシング指導は、一般成人患者の指導内容とほぼ同様であるが、つわりの時のプラークコントロールと妊娠性歯周炎への対応が重要なポイントとなる。つわりの時は、無理せず体調の良い時にブラッシングしてもらい、歯ブラシは基本的に臼歯部にも挿入しやすいようなヘッドが小さめで、ハンドル部は把持しやすいものを選択してもらう（図 1-6）。予防効果を高めるために、フッ素含有歯磨剤（図 1-7）を使用してもらうのが理想的だが、匂いや味、発泡が気になる場合、歯磨剤は使用せずにブラッシングしてもらい、安定期になってから勧めるほうが良い。歯ブラシを口腔内に入れただけでも嘔吐感があり、十分に清掃が出来ない時には、洗口剤（フッ素やクロルヘキシジン含有）を使用して1日数回ぶくぶくうがいを行ってもらい、少しでも爽快感を得てもらう。

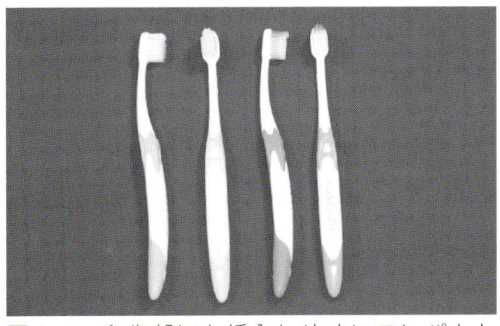

図 1-6　臼歯部にも挿入しやすいコンパクトヘッドの歯ブラシ

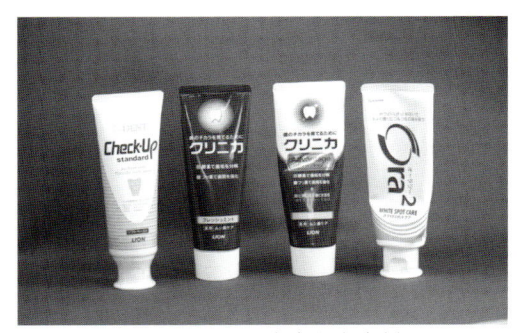

図 1-7　フッ素含有歯磨剤

妊娠性歯周炎への対応としては、浮腫性の歯肉の炎症を改善するため、ブラッシング時の注意事項（ブラッシング時の出血など）について、患者に説明を行う。ブラッシング指導開始時に、炎症が強い場合には、柔らかめの歯ブラシを使用してブラシの毛先を用いて小刻みに動かし、歯頸部のプラークを除去してもらう。炎症が改善してきたら、患者の口腔内の状態に配慮し、柔らかめの歯ブラシから徐々に、通常の歯ブラシに戻していく。妊娠性歯周炎の場合、患者のモチベーションが高く、ホームケアも熱心に励んでくれることから、比較的短期間に改善するケースが多い。

（2）キシリトールについて

　妊娠期にキシリトールガムやタブレット（図1-8）を積極的に摂取してもらい、口腔内環境を整えることは、ミュータンスレンサ球菌の母子伝播を防ぐことに繋がる。キシリトールの摂取は、唾液の分泌を促進するほか、プラークの量や粘着性をブラッシングで清掃しやすく、感染しにくいミュータンスレンサ球菌に変化させていく。キシリトールでう蝕予防を期待するには、キシリトール50％以上の製品を選択し、1日3～5回（食後が望ましい）に分けて5～10gを目安に摂取する。継続して摂取することで、2週間を過ぎた頃からプラークが減少し始め、3か月でミュータンスレンサ球菌がう蝕原生の低いタイプに変化し、う蝕のリスクが低下する。妊娠期にかかわらず、1年以上の継続摂取が望ましい。正しいブラッシング、正しい食生活習慣、歯科での定期健診、フッ化物の使用にキシリトール摂取をプラスすることで、予防効果をより高めることができる[2)3)4)]（図1-9）。

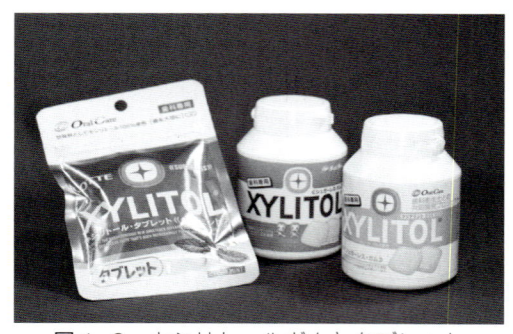

図1-8　キシリトールガムとタブレット

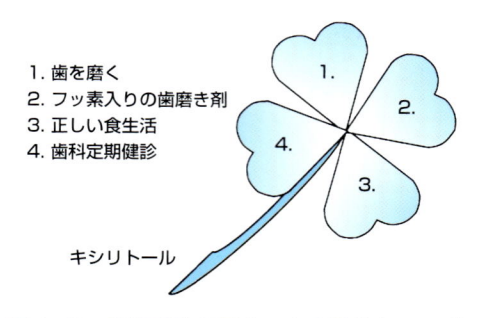

図1-9　う蝕予防の基本　4つ葉のクローバー

1. 歯を磨く
2. フッ素入りの歯磨き剤
3. 正しい食生活
4. 歯科定期健診

キシリトール

（3）妊娠期のスケーリング・ルートプレーニングと PMTC

　妊娠中期（5～7か月）においては、ほとんどの一般的な歯科治療が可能であり、必要に応じては、浸潤麻酔下でのスケーリング・ルートプレーニングを実施することができる。実施の際には、患者に不安やストレスを与えないよう、十分に説明を行う。処置中も、患者に声かけを忘れず、疼痛や不快感に配慮し、休憩を頻繁に挟みながら無理せず行うことが重要である。短時間で効率よくスケーリング・ルートプレーニングを実施するためには、超音波スケーラーの活用も有効である。

　PMTC は、機械的にバイオフィルムを除去し口腔内をプラークフリーにすることから、妊娠期の口腔内の不快感を改善し、爽快感を得ることができる。プラークフリーを体験してもらうことにより、ホームケアに対するモチベーションアップとなり、予防のためのリコールシステムが確立できる。つわりがある妊娠初期の場合には、爽快感のある味・フレーバーのペーストを使用するなど、工夫が必要である。妊娠後期に PMTC を実施する場合、患者がリラックスできるようチェアーの角度に配慮し、倒し過ぎないよう注意する。

3）産後の口腔ケア

　産後、ホルモンのバランスが正常に戻り、歯肉の浮腫性の腫脹や出血は改善されていく。しかし、育児や家事で睡眠や生活習慣が不規則になり、疲労や精神的ストレスが蓄積され、プラークコントロールも疎かになるケースが多くみられる。歯科への受診も、育児の忙しさから後回しになり、口腔疾患を悪化させる場合もある。妊娠性歯周炎に罹患していた患者で適切な口腔ケアが行われていなかった場合、産後に歯周病を進行させてしまう恐れも予測できる。このようなことから、産後の口腔ケアは妊娠期に正しい口腔ケアを実践していたかによって左右され、妊娠期の歯科検診の受診や歯科医師、歯科衛生士による口腔衛生指導・適切な処置等が、いかに重要であるかがわかる。

　妊娠期より、歯科を受診している患者にはリコールはがきを活用し、定期的に来院し積極的に検診を受けてもらうよう知らせる。産後の口腔ケアとしては、産後の体調や、育児による時間的制限、精神的ストレスなどを考慮し、患者の現状や、生活環境、口腔内の問題点をじっくりと傾聴する必要がある。口腔衛生指導においては、磨き残しを指摘し、方法だけを教える一方的な指導ではなく、患者個人に合わせたプラークコントロー

ルを一緒に考え、患者自ら実践してもらえるよう適切なアドバイスを必要に応じて与える。さらに、PTC・PMTCの実施により定期健診の継続を促し、口腔衛生の意欲を高める。生まれた子どもへのう蝕予防を含め、ミュータンスレンサ球菌の母子伝播やフッ素の予防効果、キシリトール摂取について、繰り返しの指導を行う。母親だけではなく、生まれた子ども、さらには家族全体が一緒に正しい口腔ケアを実践し、口腔の健康を守ることが私達、歯科医療従事者の願いである（図1-10）。

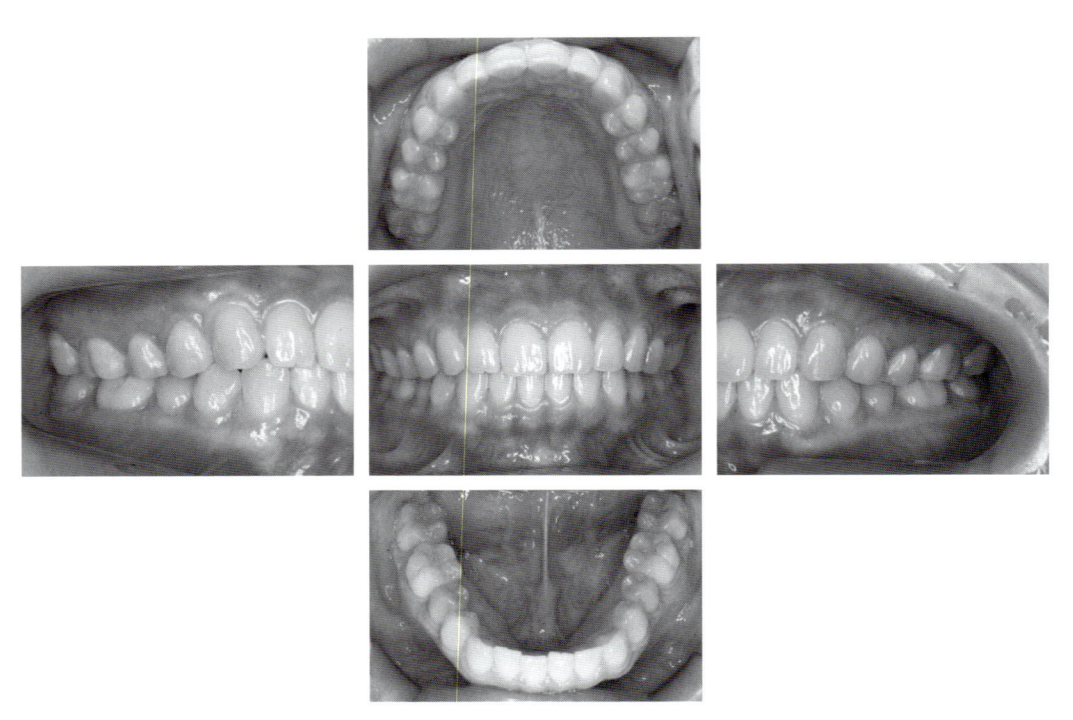

図1-10　健康な口腔内（24歳　女性）母親が妊娠期より適切な口腔ケアを実施し、マイナス1歳から24歳の現在まで予防管理が行われている。

4）唾液検査のすすめ方

　妊娠中は妊婦自身だけでなく、おなかの子どもへの関心が非常に高まっている時期である。この時期に妊婦自身の口腔に関する知識・情報に加え、子どもに関する情報も同時に提供することで口腔の健康への意識が高まり、ひいては生まれてくる子どもの口腔内環境の向上にもつながるであろう。

　妊婦自身へのアドバイスのポイントは、妊娠による口腔の変化や歯周病について一方的に指導するのではなく、現在の健康状況、妊婦の口腔に関する知識やこれまでの受診経験、治療に関する希望などの話を傾聴し、将来の子育てに共感し、その背景や知識に適した正しい情報を提供し、治療計画をたてる事が大切である。

　小児のう蝕予防は母親の妊婦期から始まる。妊婦や主な保育者の口腔内環境を改善し、口腔衛生指導、食事指導、PMTC、フッ化物応用を行うことで小児のう蝕（ECC）の減少につながる。

　唾液検査を、妊娠中のみならず出産後の口腔ケアのモチベーションへ役立てるためには、カウンセリングでは妊婦の生活環境を把握し、信頼関係を構築した歯科衛生士が、実施可能な範囲でのアドバイスをすべきである。唾液検査によりう蝕のリスクを判定することで、カウンセリングをし易く、また歯科疾患予防に対するモチベーションを高めることが出来る。

> カリエスリスクの評価項目
> ① う蝕罹患状況
> ② プラーク付着状況
> ③ う蝕原生菌：ミュータンスレンサ球菌、乳酸桿菌
> ④ 食事習慣（食事内容、摂食頻度）
> ⑤ 唾液分泌量、性状
> ⑥ フッ化物の使用状況
> ⑦ その他

現在ではチェアーサイドで簡便に実施できるう蝕活動性試験キットがある。

主な各種検査
（1）う蝕原生菌数測定
　　　簡易培養法
　　　①デントカルトSM（オーラルケア）：ミュータンスレンサ球菌
　　　②デントカルトLB（オーラルケア）：乳酸桿菌
　　　免疫クロマト法
　　　③オーラルテスターミュータンス（トクヤマデンタル）：s.mutans
（2）唾液緩衝能測定
　　　①デントカルトbuff（オーラルケア）
　　　②CAT21Buf（ウィルデント）
　　　③オーラルテスターバッファ（トクヤマデンタル）
（3）プラーク中う蝕原生菌酸産生能測定
　　　①CAT21fast（ウィルデント）
その他院外発注型歯科検査サービス

検査の注意点
　妊婦は生まれてくる子どもの育児に不安を感じていることが多く、特に感染や、疾患という言葉に過敏である。リスク検査を導入するには、事前に保護者の歯科医療、口腔衛生に関する知識、生まれてくる子どもに関する希望や考えを聴取し導入を決定する。
　CAT21fastは、短時間で評価可能であり、色見本で判定する比較的安価で集団健診や唾液検査に導入し易い。
　また、検査結果を診断するカリオグラム（オーラルケア）は、データを入力し結果に対応したリスク判定図ならびにう蝕予防プログラムを作成できるので、カウンセリング時に図示することで理解し易い。また、コンピューター上で改善点をシミュレーションもでき、モチベーションを高めることが出来る。

ミュータンスレンサ球菌の感染と定着
　う蝕の発生にはう蝕原生菌であるミュータンスレンサ球菌の口腔内への定着（感染）が関与する。Caufieldら[5]は、ミュータンスレンサ球菌の定着は歯の萌出前には見ら

れず歯の萌出（7か月）とともに開始し、19～31か月に起こり易いと報告した（感染の窓）。第二の感染の窓（第一大臼歯萌出期）が開く時期まで感染しにくいとされている。

どのように感染は起こるか

　口腔内のミュータンスレンサ球菌量について、母親と子どもの菌には、正の相関があることが報告されている。その感染経路は母親や父親などの主な保育者、また家族以外でも、養育環境にいる友だちや保育園での唾液を介しての伝播である。このように感染は母親など主保育者の唾液から起こり、哺乳瓶の乳首やスプーンを他人がなめたり、噛み与え等の行為が感染の原因と考えられる。しかし、このことから子どもとのスキンシップを避けてしまう母親もおり、強く指導しないようにすべきであろう。子どもの発育のためには、母子間のスキンシップは非常に大切である。

小児のう蝕はどうしてなるか

　小児のう蝕（ECC）はう蝕原生菌であるミュータンスレンサ球菌の定着の時期と関連する。できるだけ感染時期を遅らせるためにも、保護者や主な保育者に正しい情報を提供する事が必要である。

小児のう蝕に関するアドバイス

・スクロース（ショ糖）が存在しないとう蝕は発生しない。
・ミュータンスレンサ球菌はわずかなスクロースで凝集し高い産生能を示す。
・非水溶性グルカンを産生し、歯面へ不可逆的に付着する。
・スクロースはう蝕の発生に大きく関与する。
・スクロースを制限することでECCの発生を予防することが出来る。
・基本は規則正しい食生活　3回の食事をしっかりとすれば必然的に間食は減り、スクロースの摂取回数も減少する。感染を予防するだけでなく規則正しい食生活、スクロースの制限も重要となる。
・う蝕は感染症であり生活習慣病である。

　妊婦の時期にこれらのことをアドバイスすることが大切である。

ミュータンスレンサ球菌の感染の窓については、現在広く知られることとなった。しかし、情報が優先し保護者は無菌に過敏になってしまうことも多い。感染を予防するだけでなく、ミュータンスレンサ球菌が定着してしまった子どもの予防についても指導し、支援することが歯科医師として最も重要なポイントとなる。

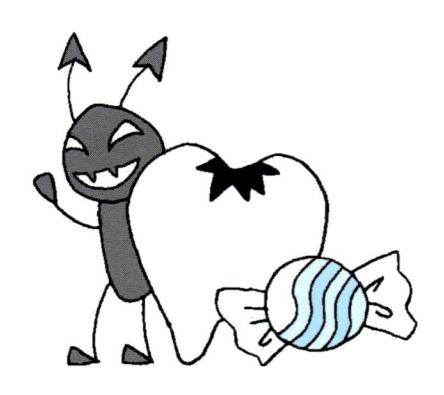

ポイント！

感染してもスクロースがないとう蝕にならない
母親のう蝕原生菌の減少
感染の時期を遅らせる
母親の歯磨き習慣、食事習慣の改善
こどもの歯磨き習慣、規則正しい食生活

【参考・引用文献】
1）特定非営利活動法人　日本歯周病学会編：歯科衛生士のための歯周治療ガイドブックキャリアアップ・認定資格取得をめざして．第1版，医歯薬出版株式会社．東京．2009
2）羽村章：どうしてキシリトールでむし歯予防ができるのですか？．DHstyle．第4巻第8号：10－11、株式会社デンタルダイヤモンド社．東京．2010
3）日本フィンランドむし歯予防研究会
　　http://www.jfscp.gr.jp/siryo/kisochishiki.html
4）Nakai Y. Shinga-Ishihara C, Kaji M, Moriya K, Murakami-Yamagata K, Takimura M : Xylitol Gum and Maternal Transmission of Mutans Streptococci. J Dent Res. Jan : 89（1): 56-60, 2010
5）Caufield PW, Cutter GR, Dasanayake AP.: Initial acquisition of mutans streptococci by infants: evidence for a discrete window of infectivity. J Dent Res. Jan; 72(1): 37-45. 1993
　　Caufield PW: Dental caries--a transmissible and infectious disease revisited: a position paper. Pediatr Dent. 19(8): 491-8. 1997

II 妊娠中の歯科治療

総　論

1）妊婦の抱える不安

　現在、日本では出生率が人口千対の率で 7.5 であり、この数は減少傾向にはあるものの、年間約 94 万もの新しい命が生まれている（2017 年推計）。そして、その新しい命を約 40 週という期間で育んでいるのが妊婦である。妊娠期間は、女性のライフイベントの中でも最も大きな身体的変化を伴う特殊な期間であり、日本の出生数の内、約半数が第一子の出生である現状を考えると、妊婦にも初めてのとまどいが多いはずである。しかし、核家族化が進んだ現在、妊婦が自分の不安を気軽に相談できる人の数は少なくなり、妊婦をサポートする産科医師数も不足するなど、妊婦を取り巻く環境は決して万全とはいえない。

　妊婦が歯科医院を訪れた際、その身体的変化に留意するのはもちろんであるが、精神的にも様々な不安を抱えていることに注意を払う必要がある。歯科の患者としての妊婦は、口腔内の問題として歯肉出血や歯痛などの症状がある一方、自分の体調が治療時に変動することへの不安があり、またＸ線撮影や服薬、麻酔に関しては、その胎児への影響について不安を抱えている。

　歯科医師は妊婦が抱える不安に対してよく説明を行い、妊婦が安心して治療が受けられるよう配慮する必要がある。この際、説明事項に対する同意書を活用すると共に、妊婦の産科主治医から、歯科治療への理解を得ておくことも重要である。妊婦の診療姿勢にも配慮が必要であり、特に妊娠後期に生じやすい仰臥位低血圧症候群には注意する。

　妊婦に対しては妊娠歴や出産予定日などの問診はもちろんであるが、妊婦ということだけにとらわれず、一般的な健康状態に対する問診も漏れなく行うようにする。これは妊婦における高血圧や糖尿病などの併存疾患を知るうえでも重要なことである。

　健康な口腔は、健全な妊娠生活を送るために必要不可欠なものである。また、妊娠、

出産、育児という過程は、次世代に健康な口腔を引き継ぐ重要な時期でもある。歯科医師が正しい知識のもと、重要な時期を過ごしている妊婦の支えとなれば、妊婦自身はもちろん、その子ども達にも健康な口腔というバトンを渡すいい機会となるであろう。

2）妊婦の歯周病

妊婦の口腔内は、妊娠中に分泌量が増加しているエストロゲンやプロゲステロンなどの女性ホルモンの影響を受けると共に、妊娠中の食生活や嗜好の変化、ストレスの影響を受ける。

妊娠中に発症する歯肉炎を妊娠性歯肉炎といい、妊婦において比較的よく認められる。女性ホルモンは口腔内細菌叢を変化させると共に、歯周組織や免疫応答を変化させる作用を有する。妊娠性歯肉炎は、女性ホルモンによる口腔内の変化とプラークの存在があいまって発症すると考えられている。妊娠中期以降に歯肉出血、発赤、腫脹などの症状が悪化しやすいが、アタッチメントロスは起きず、プラークコントロールを良好にすることで炎症を最小限に抑えることができる。

一方、アタッチメントロスを伴う妊婦の歯周炎については、早産（37週未満）や低体重児出産（2500g未満）との関連が示唆されている。これは歯周病という慢性の感染症において、グラム陰性菌の内毒素や、炎症によって宿主から産生されるプロスタグランジンやTNF-αなどが血流に乗って胎盤や胎児に影響を及ぼすことがその一因であると考えられている。

3）妊婦のう蝕

つわりは多くの妊婦が経験する妊娠初期の悪心や嘔吐であり、これらの症状は妊婦の歯磨きを妨げる要因となる。一方、つわり症状が落ち着くと逆に食欲が亢進し、間食の回数が増加することがある。また、女性ホルモンのプロゲステロンには平滑筋弛緩作用があり、胃内容物の食道への逆流が起こりやすくなるため、口腔内が酸性に傾きがちとなる。これらの変化はう蝕や酸蝕症のリスクとなるため、妊婦には妊娠初期のうちから、う蝕予防に関する知識を啓蒙することが大切である。

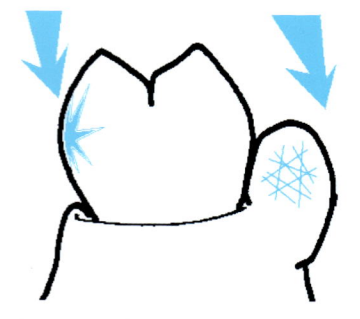

ミュータンスレンサ球菌（*Streptococcus mutans*）は母子間で唾液などを介して伝搬することが報告されており、母親を始め周囲の人がう蝕を治療し、細菌数を低下させておくことが子どものう蝕予防にとって重要である。

　歯が痛んでも出産までは我慢すべきだ、妊娠中に歯が悪くなるのは仕方がないといった通説を信じて、重症になるまでう蝕を放置する妊婦もいるが、そういった妊婦の気持ちにも配慮し、疾患の放置に対して叱るようなことは避けたい。歯髄炎の状態になると、痛みによって妊婦の食事や睡眠までもが妨げられることがあるため、痛みの程度と妊婦の全身状態、出産予定日とを考え合わせ、治療計画をたてる必要がある。

4）妊娠中の薬物投与、局所麻酔薬

　妊娠中の薬物投与は、原則として治療上の有益性が危険性を上回ると判断されるときのみ行い、投与量は最小限とする。患者には十分に説明し同意を得る。妊娠時期にも注意し、妊娠15週までの投薬はできる限り避ける。抗菌剤においては、第一選択薬はペニシリン系、セフェム系であり、鎮痛剤はアセトアミノフェンが短期間使用であれば比較的安全である（詳細はP60〜63）。

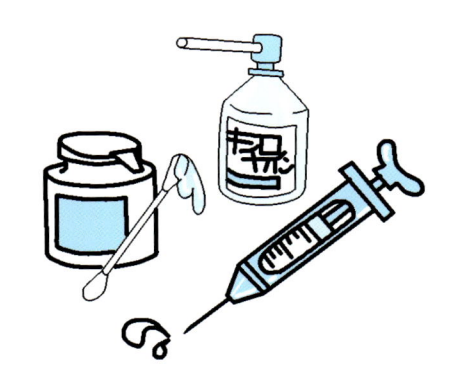

　局所麻酔薬としては、2％リドカインは通常使用量であれば胎児への影響は少なく、エピネフリンも通常使用量でほとんど問題がない。ただし、フェリプレシンには分娩促進作用があるため、これを含むシタネストオクタプレシン®の使用は避けるべきである（詳細はP64〜69）。

1．妊婦への対応

　妊娠時は非妊娠時と比較して、精神的にデリケートになりがちである。診察時には常に声かけを行い、患者がストレスを感じない環境作りを心がける。

　初診を電話予約にしている歯科医院であるならば、まず予約時に、かかりつけの産科で歯科受診の許可をあらかじめ取ってきてもらうように話をする。

　初診時には妊娠中の歯科治療の時期とその根拠・治療に際しての母胎への安全性をしっかりと伝えておくことが大切である。また、不安や疑問に思っていることがあるかどうか聞き出すことも重要である。患者が気軽に質問できる雰囲気作りを心がけるようにする。

１）治療時の体位

　長時間のユニットでの仰向けは、大きくなった子宮で大静脈が圧迫されて血行が悪くなり、血液が心臓に戻りにくくなるために仰臥位（ぎょうがい）低血圧症候群を引き起こす。

　症状は気分が悪くなったり、腰痛が起こる。

　対応としては、まず長時間の診療は避けるということである。また、防止策として、右側の腰の下にクッションまたはタオルを丸めて置く。ユニットをできるだけ倒さずに診療を行うようにするなどがある（P53 参照）。

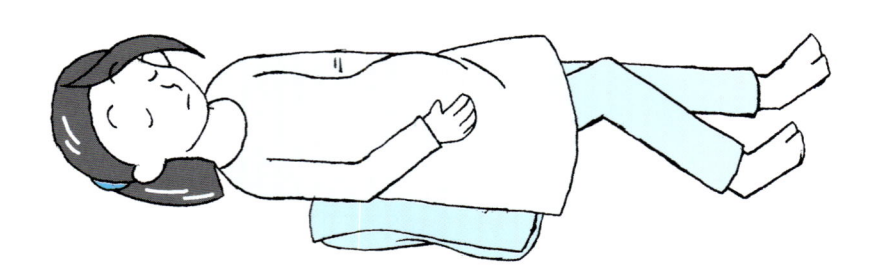

2）産後リコール

　出産後も引き続き受診してもらうためにリコールが必要である。産婦人科では乳児に対して生後一か月検診を行う。歯科でも、この頃を目安にリコール案内を送り、母親の健診・乳児相談等を行うように勧めると良いであろう。中断していた治療があればもちろん行う。

　来院時期は、乳児の首すわりが生後4～5か月であり、乳歯1本目の萌出時期は平均8～9か月頃からなので、生後4～5か月を目安にすると来院しやすいのではないかと思われる。

　診療室は、乳児を一緒に受診できるようにユニット周りの環境作りを行うことが大切である。例えば、ベビーチェアーの設置などがあげられる。また診療スペース、ユニット周りをなるべく無機質な感じにしないようにするのも一案である。

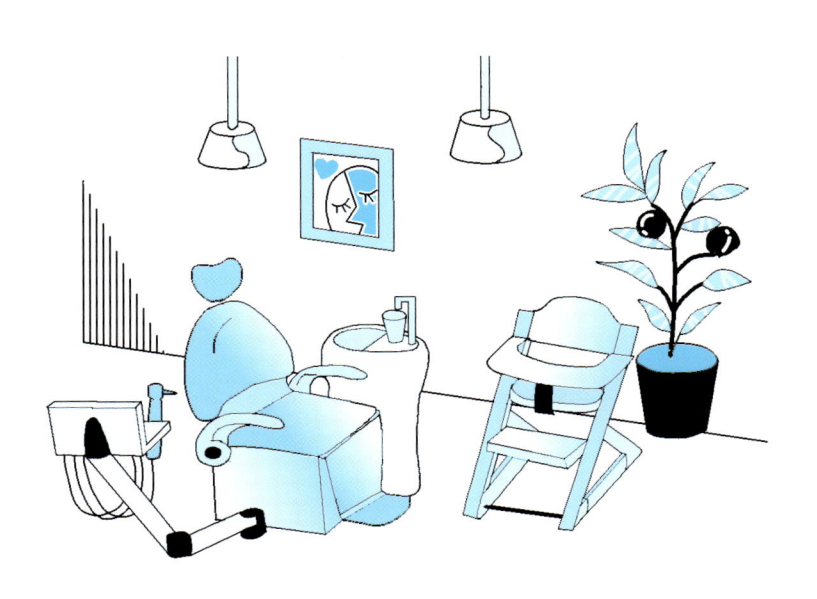

2．併存疾患・メンタルケア

1）併在疾患

　妊婦に持病がある場合、妊娠に問題が生じるリスクを高めてしまう場合がある。そのような妊婦の歯科治療を行う場合には、疾患に対するある程度の知識が必要であると同時に、産科主治医との連携が不可欠である。
　合併症妊娠の主なものを記す。

（1）婦人科疾患合併妊娠

　a．子宮奇形

　　子宮奇形の合併頻度は0.2〜2%と報告されており、流・早産、胎児発育障害、胎位異常（骨盤位、横位）、遷延分娩、弛緩出血などの原因となる。

　b．子宮筋腫

　　妊娠に筋腫が合併する頻度は0.5〜2%といわれているが、最近では妊婦の高齢化の影響でその合併率は増加の傾向にある。
　　子宮筋腫の妊娠・分娩・産褥に及ぼす影響は筋腫の発生部位、大きさ、数によって異なる。妊娠時は流・早産、胎児の発育障害、子宮内胎児死亡、常位胎盤早期剝離、分娩時は胎位異常、産道通過障害、弛緩出血、産褥時は子宮復古不全、悪露停滞、晩期出血の原因となる。

　c．子宮頸癌

　　最近では子宮頸癌発生の若年化傾向と妊婦の高齢化の影響で妊娠に子宮頸癌の初期病変が合併する頻度は高くなっている。
　　子宮頸癌患者が妊娠を合併する頻度は1%前後、一方妊婦が子宮頸癌を合併する頻度は上皮内癌で約0.13%、浸潤癌で約0.045%と報告されている。

　d．卵巣腫瘍

　　妊娠初期にスクリーニング的に超音波検査が行われるため、妊娠に合併した腫大卵巣又は卵巣腫瘍が検出される頻度は高くなっている。直径5cm以下の囊胞性腫瘍の大部分は黄体囊胞で妊娠が進むにつれ徐々に縮小し、妊娠15週までには検出されなくなる場合が多い。増大傾向や悪性が疑われる場合には、流産の危険性が少なくな

る妊娠 15 週を待って摘出手術を行う。

（2）心・血管系疾患合併妊娠

a．心疾患

約 1％の妊婦に心疾患があり、約半数が先天性心疾患である。

心疾患合併妊婦では循環血液量の増加や心拍出量の増加によりうっ血性心不全や肺水腫をおこしやすい。血管抵抗の低下のために妊娠 8 週までに心拍出量の増加がはじまり、心拍出量は妊娠により 30 〜 50％増加する。心疾患がある妊婦にとって、循環血液量が最大になる妊娠 8 か月が最も危険とされている。また、循環動態が急激に変化する分娩直後も危険なため、注意が必要である。

妊娠中期には、妊娠前よりも血圧が少し低下する。妊娠中は血液凝固能が亢進するため抗凝固剤を使用する際に注意が必要である。

b．静脈血栓症

妊娠・産褥時は静脈血流のうっ滞と血液凝固能の亢進により静脈血栓症が起こりやすく、その発症頻度は非妊時の 5 〜 10 倍といわれている。

深在性静脈血栓症から肺塞栓症を合併して母体死亡に至ることもある。

（3）血液疾患合併妊娠

妊婦は妊娠中期に最もヘモグロビン（Hb）が低下するため、妊娠前期および後期は Hb ＜ 11g/dl、妊娠中期は Hb ＜ 10.5g/dl を貧血と定義する。

妊娠中期に Hb ＞ 13.2dl の場合は血液濃縮傾向のため胎児に悪影響を与える。

a．貧血

妊婦貧血の 90％以上は鉄欠乏性貧血である。体内の貯蔵鉄分の不足により起こるが、妊婦の鉄不足は胎児には影響しない。

b．突発性血小板減少性紫斑病（ITP）

血小板数の減少（通常 10 万／μ1 以下）は、血小板抗原に対する自己抗体が産生されることが原因である。

妊娠合併の血液疾患として貧血に次いで多いものであり、血小板数 5 万以下で出血傾向が現れ、2 万以下になると生命の危険がおこる。

（4）腎疾患

　妊娠中は腎機能が急速に悪化することがあるため、妊娠中に問題が生じる可能性が高い。腎疾患は高血圧を伴うことも多く、高血圧の悪化から妊娠高血圧症候群を起こすこともある。胎児が在胎週数の割に大きくならなかったり、死産したりすることもある。腎疾患のある女性が妊娠した場合は、腎機能や血圧、胎児の発育の経過を注意深く観察する必要がある。

（5）糖尿病

　妊娠中は糖代謝が亢進し妊婦は潜在的に糖尿病的であるともいえる。胎盤ホルモンはインスリンに拮抗するため妊娠経過とともに糖尿病は悪化しやすくなる。正常妊婦の空腹時血糖は妊娠前に比べて低く、逆に食後血糖は高くなる。妊娠すると、脂質を熱源として使用し糖質を胎児に送ろうとするため飢餓やストレスにより脂質の不完全酸化によるケトーシスという状態を起こしやすくなる。

- 糖尿病合併妊娠の母体への影響：

　　妊娠高血圧症候群、羊水過多、糖尿病性網膜症の悪化、早産、流産、ケトアシドーシス等の危険

- 糖尿病合併妊娠の胎児への影響：

　　胎児仮死、胎児死亡、巨大児、胎児発育遅延、新生児低血糖症、新生児黄だん、多血症、呼吸障害、肥厚性心筋症、奇形

（6）甲状腺疾患合併妊娠

a．甲状腺機能亢進症

　妊娠時に甲状腺機能亢進症を合併する頻度は 0.2 ～ 0.3％と比較的高い。未治療で管理が不良な場合では、妊娠高血圧症候群、子宮内胎児発育遅延の合併が多く、高率に早産、死産が発生し、周産期死亡率は 37.7％にも達するとされている。甲状腺機能亢進症合併妊娠の約 2％に新生児の甲状腺機能亢進症が発症する。

b．甲状腺機能低下症

　妊娠時に甲状腺機能低下症を合併する頻度は0.11～0.16%である。未治療で顕性の甲状腺機能低下症では流産率が高く、妊娠高血圧症候群や子宮内胎児発育遅延の合併も多い。妊娠初期の甲状腺機能低下症は胎児の神経発達に関与しているという報告もある。

（7）自己免疫疾患・膠原病合併妊娠

以下に示す自己免疫疾患が合併した妊娠では、IgG型の自己抗体が胎児に移行し、胎児に母体と同様の臨床症状が出現することもあるため、厳重な管理が必要となる。

a．全身性エリテマトーデス（SLE）

　全身性エリテマトーデスを発症する女性にはしばしば、過去に習慣性流産（流産を繰り返すこと）、胎児の発育不良、早産の経験がみられる。腎障害や高血圧など、全身性エリテマトーデスの合併症があると、胎児や新生児が死亡するリスクが高くなる。また、全身性エリテマトーデスにより生じた抗体が、母体から胎盤を通って胎児に及ぶことがある。その結果、胎児に心拍数の低下、貧血、血小板減少、白血球減少などが生じることがある。ただし、この抗体は出生後の数週間で徐々に消失し、心拍数低下以外の症状は解消される。

b．抗リン脂質抗体症候群（APLS）

　抗リン脂質抗体症候群は、動静脈血栓症、血小板減少症、習慣流・死産（不育症）の臨床症状のうち1つを認め、かつ抗リン脂質抗体陽性である症候群である。微小血栓形成により着床した胚への血行が遮断され、流産を引き起こすとされており、また絨毛組織に対して直接障害を及ぼす可能性も報告されている。

c．慢性関節リウマチ（RA）

　慢性関節リウマチは妊娠・分娩にほとんど影響を与えないとされている。慢性関節リウマチ合併妊娠で最も大きな問題点は、症状を抑える抗炎症剤の選択である。治療薬の第一選択は、比較的安全性が確認されているアスピリンである。しかし、無効な場合は副腎皮質ステロイド剤の投与が考慮される。インドメタシンは胎児動脈管を収縮させる作用があるため、妊娠中の使用は禁忌とされている。また、シクロフォスファミド、アザチオプリンなどの免疫抑制剤も妊娠中は使用しない。

（8）感染症合併妊娠

妊婦の感染症では、胎児・新生児への影響を考慮しなければならない。母子感染の感染経路は胎内感染、産道感染、母乳感染が主であり、その病原体は細菌・真菌・ウイルス・原虫と様々である。

（9）呼吸器疾患合併妊娠

a．気管支喘息

成人の3〜4％が気管支喘息患者という報告もあり、喘息合併妊婦は増加している。喘息患者が妊娠した場合、約半数の人では妊娠中の喘息発作の頻度や重症度は妊娠前と変わらないが、約4分の1の人は妊娠中に喘息が軽減し、残り4分の1の人は悪化する。重度の喘息がありプレドニゾロンによる治療を受けている妊婦は、胎児の発育不良や早産のリスクが高くなる。非ステロイド系消炎鎮痛剤はアスピリン喘息には禁忌であり、その他の喘息妊婦にも投与は避けるが、一方アセトアミノフェン製剤は使用できる。

（10）精神・神経疾患合併妊娠

a．てんかん

妊娠前からけいれん発作がコントロールされていれば母児の予後は良好である。

b．統合失調症

妊娠中はセルフケアができないことや陣痛や破水に対して認識できない場合などが問題となる。妊娠中に統合失調症が再燃・増悪した場合は早急に薬物療法を開始する。抗精神病薬、抗うつ薬や抗不安薬と催奇形性の関連は低いが、リチウム服用例に関しては奇形の報告がある。

子どもの発病危険率は一般人口の0.73〜0.85％に対し、両親のいずれかが患者の場合10％、両親とも患者の場合30〜70％の子どもが将来統合失調症を発症する。

2）妊娠中におこりやすい問題

妊娠中は、身体的変化が著しい。このため、様々な問題が出現することがある。代表的なものを記す。

（1）妊娠悪阻

妊娠中に非常に激しい吐き気や嘔吐がみられる場合を、普通のいわゆる「つわり」と区別して妊娠悪阻（にんしんおそ）という。原因は不明である。頻繁に嘔吐があり、吐き気が激しいため体重減少や脱水を起こす場合がこれに該当する。

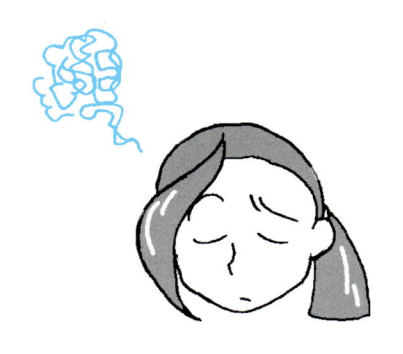

（2）妊娠高血圧症候群（妊娠中毒症）

妊娠高血圧症候群は妊婦のおよそ5％にみられる。主な症状は血圧上昇とタンパク尿であり、普通、妊娠20週から産後1週間の間に発症する。原因は不明であるが、初産婦、多胎妊娠、前回の妊娠で妊娠高血圧症候群があった人、もともと高血圧や血管の病気がある人、鎌状赤血球症の人によくみられる。妊婦の年齢が15歳以下または35歳以上の場合も妊娠高血圧症候群になりやすい傾向がある。

妊娠高血圧症候群の200人に1人は血圧が非常に高くなり、けいれん発作を起こす。この状態を子癇（しかん）という。子癇のうち4分の1は出産後2〜4日目に起こり、ただちに適切な処置をしなければ、生命にかかわる。

妊娠高血圧症候群は、胎盤早期剥離の原因となり、妊娠中毒症の女性から生まれた新生児では、出生直後に問題が起こる可能性は通常と比べ、4〜5倍高くなる。胎盤の機能不全や早産などが原因で、胎児が正常より小さい場合もある。

（3）妊娠糖尿病

妊婦のおよそ1〜3％が妊娠中に糖尿病を発症する。これを妊娠糖尿病といい、糖尿病の発症に気づかず治療を行わない場合、母子ともに健康上の問題が生じるリスクが高くなり、胎児が死亡するおそれもある。妊娠糖尿病は、肥満した女性や特定の民族（特にアメリカ先住民、太平洋諸島系、メキシコ系、インド系、アジア系）の女性に多くみ

られる傾向がある。

　妊娠糖尿病の原因のほとんどは、妊娠後期において体内のインスリン需要が増大するが、それに見合う量のインスリンが産生されないことによる。これは、妊娠に伴って血糖値が高くなるため、これをコントロールすることによる。以前から糖尿病があり、妊娠して初めて気づくこともある。

（4）Rh式血液型不適合

　Rh式血液型不適合は、母体の血液型がRhマイナスで、胎児の血液型は父親からの遺伝でRhプラスである場合に起こる。

　胎児のRhプラスの血液が母体に入ると、母体の免疫システムが胎児の赤血球を異物とみなし、Rh抗体と呼ばれる抗体をつくり、胎児の赤血球を破壊する。このように抗体が産生されることをRh感作という。

　分娩時を除けば、妊娠中に胎児の血液が母体の血流中に多量に入ることはまずない。このため初回の妊娠でRh感作は通常は起こらず、胎児や新生児に問題が起こる可能性はない。しかし、ひとたび母体が感作されると、Rhプラスの胎母体ではより早い時期に、より多くのRh抗体がつくられるようになる。

　Rh抗体が胎盤を通過して胎児に移行すると、胎児の赤血球が破壊されることがあり、この破壊速度が、胎児の体内で赤血球が新たにつくられる速度を上回ると、胎児は貧血になる。このような状態を胎児または新生児の溶血性疾患（胎児赤芽球症、新生児赤芽球症）といい、重症になると胎児が死亡する。

（5）妊娠中の脂肪肝

　妊娠末期に起こるまれな病気で急性妊娠性脂肪肝ともいい、その原因は不明である。吐き気、嘔吐、腹部の不快感、黄疸などの症状がみられる。急速に悪化すると肝不全を起こすこともある。脂肪肝が発見された場合は、ただちに妊娠の継続を断念するよう勧められる可能性がある。妊娠中の脂肪肝は母子ともに死亡するリスクが高いが、生き延びた場合は完治する。通常は、次回の妊娠で脂肪肝が再発することはない。

（6）産褥性心筋症

　妊娠後期または産後に心筋が障害されることがあり、産褥性心筋症と呼ばれ、原因は不明である。この病気は、妊娠や出産の経験が複数回ある人、年齢の高い人、多胎妊娠の人、妊娠高血圧症候群がある人に起こる傾向がある。産後も心機能が回復しないケースもあり、このような場合は次回の妊娠でも産褥性心筋症を起こすことがあるため、以後の妊娠は避けるべきである。

3）メンタルケア

（1）妊産婦の心理

　女性にとって妊娠・出産は身体面の大きな変化のみならず、思春期・更年期と並んで精神面でも不安定に陥りやすい時期である。このため、歯科治療を行うにあたっても精神面の変化を観察し、妊産婦と接することが重要である。

　妊娠中の心理について記す。

① 妊娠初期

　妊娠は周囲からみるとおめでたい出来事のように思えるが、妊婦にとっては不安と喜びというような、相反する感情を持っていることが多く、それがストレスとなっている場合がある。

　また、悪阻（つわり）などで体調が良くない時などは否定的な感情に支配されやすくなる。

<u>不安やイライラの具体的な例</u>
- 流産しないだろうか？
- 妊娠が判る前後に薬を服用してしまった。
- 悪阻で仕事を休まなくてはいけない。
- ペットを飼い続けてもよいか？
- 出産する病院が決まらない。

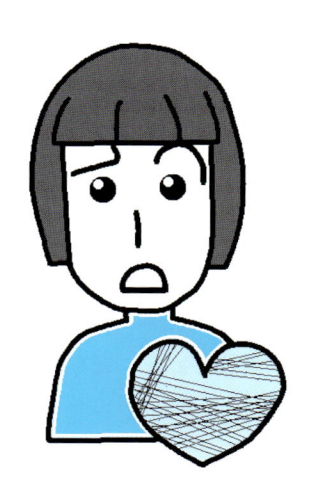

② 妊娠中期

　　身体的にもホルモンの変化に適応してくるため、妊娠初期にあった不安や喜びも徐々に安定してくる。

　　また、順調に妊娠経過が進むにつれて胎動が感じられたり、超音波などで胎児の大きさが具体的にわかったりすることにより、子どもの存在を実感できる。

　不安やイライラの具体的な例
　・体重増加や貧血、尿蛋白などを健診で指摘された。
　・胎児の頭の大きさなどを超音波検査で指摘された。
　・子宮筋腫が見つかり帝王切開になるかもしれないと言われた。
　・仕事が思うようにできない、残業がある。

③ 妊娠後期

　　子宮の増大によって身体的不快症状が現れるとともに、出産や陣痛に対して漠然とした不安や恐怖心が出てくるようになったり、生まれてくる子どもに対する不安が現れたりする。

　不安やイライラの具体的な例
　・陣痛の痛みに耐えられるだろうか？
　・お産は順調にすすむのだろうか？
　・足の強い浮腫や、痔が出現した。
　・行動範囲が制限されてしまう。

（2）マタニティブルー

　　一般的に分娩後3～4日目に起こる一過性に経過する軽度のうつ状態のこと。本格的なうつ症状ではなく軽く非定形である。心が不安定に揺れ動き、疲れやすい感じ、夜よく眠れない、興味の減少、飽きっぽさ、不安感、自信のなさ、涙もろさなどの症状が現れる。通常1～2週間で自然治癒するため治療の対象ではないが、周囲の気遣いが大切である。

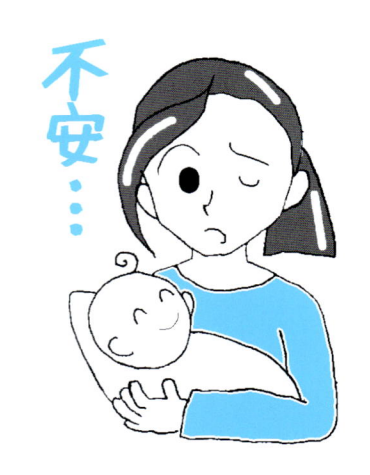

（3）産褥うつ病

　分娩後2、3週間〜3か月の間に出現することが多く、産後6か月くらいまでは注意が必要である。

　症状は本来のうつ病と同じく、次のようなものがあげられる。

・不眠（あるいは過眠になることもある）。
・食欲不振（過食になることもある）。
・疲れやすい。
・気分が憂うつで、泣けてくる。
・普段楽しめたものに興味がなくなる。
・あせって、イライラしやすい。
・自分を責めて、価値がないと思う。
・取り越し苦労する。
・やる気が起きない。
・よく考えられない。
・子どもへの関心の減少。
・重症の場合、自殺を考える。

　このような症状が、なかなか消失せず、少なくとも2週間以上連続して続いた場合は、産褥うつ病の可能性が高いと考えられる。

3．妊娠中の女性ホルモンと歯肉炎の関係

1）妊娠性歯肉炎

　性ステロイドホルモンであるエストロゲンとプロゲステロンは、月経サイクルに関わるホルモンであり、卵巣から産生されるために両者を卵巣ホルモンともいう。妊娠の経過と共に、これらのホルモン産生は卵巣から胎盤へと徐々に引き継がれ、その量は出産まで増加し続けることになる。その変化量は非妊娠女性の主なエストロゲンであるエストラジオールにおいて約100倍、その他のエストロゲンであるエストロンで約100倍、エストリオールで約1000倍となり、プロゲステロンにおいては非妊娠時の約10倍に達する（図2-1）。これらのホルモンは、子宮内膜が流出するのを防ぎ、子宮筋の肥大、収縮抑制、胎児に対する拒絶反応の抑制など、妊娠の維持や分娩の準備に重要な役割を果たす。

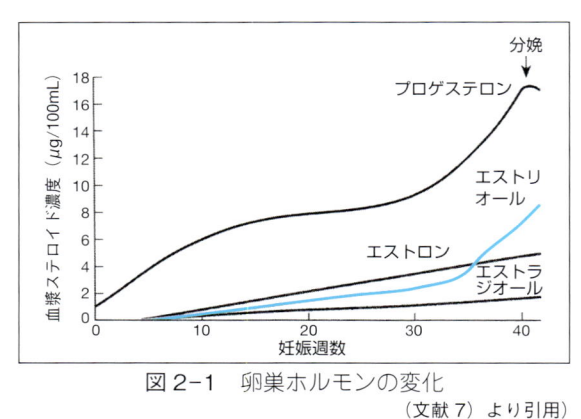

図2-1　卵巣ホルモンの変化
（文献7）より引用）

　これらのホルモンは、子宮だけではなく全身にも作用し、口腔内もその例外ではない。妊娠中におけるエストロゲンやプロゲステロン量の増加は、唾液や歯肉溝滲出液にも反映され、口腔内細菌叢を変化させると共に、歯周組織に直接作用し、歯肉に様々な変化をもたらしていく。

　妊婦によく認められる「妊娠性歯肉炎」は女性ホルモンによる口腔内の変化と、プラークの存在があいまって起こると考えられている（図2-2）。妊娠性歯肉炎の主な症状は一般的な歯肉炎とほぼ同様に、歯肉の出血、発赤、腫脹であり、前歯部の歯間部歯肉に発症しやすい傾向にあるが、臼歯部においても認められる。歯肉増殖様の変化をきたす

場合もあり仮性ポケットを形成するが、通常アタッチメントロスは認められない。つまり、歯肉の炎症がおさまれば、歯周ポケット（仮性ポケット）は消失することがほとんどである。歯の動揺を自覚する者もいるが、これも可逆的変化であり、出産後には元に戻る。罹患率は報告によって幅はあるものの30〜100％と比較的高く、妊娠中期から後期にかけて（妊娠16週以降）症状が悪化しやすい。

　プラークコントロールを良好にすることで、炎症を最小限に抑えることができるが、歯石が沈着しているような場合はその除去も必要である（図2-3）。歯肉炎が増悪する妊娠中期には、つわりの影響は少ないと考えられるが、ブラッシング時の悪心の有無を確認し、嗜好の変化や間食の回数なども考えあわせて口腔清掃指導することが大切である。歯肉からの出血に不安を抱く妊婦も多いので、心配ないことを伝え、口腔清掃の重要性を説明する。

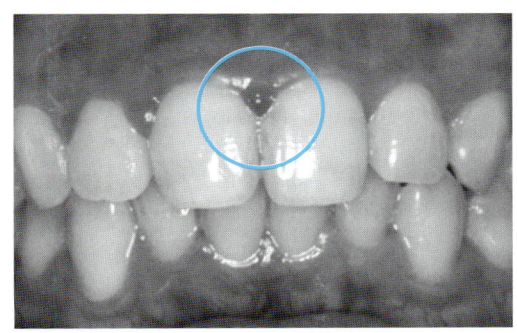

図2-2a　妊娠性歯肉炎

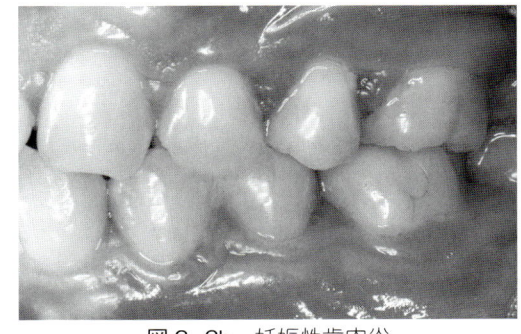

図2-2b　妊娠性歯肉炎

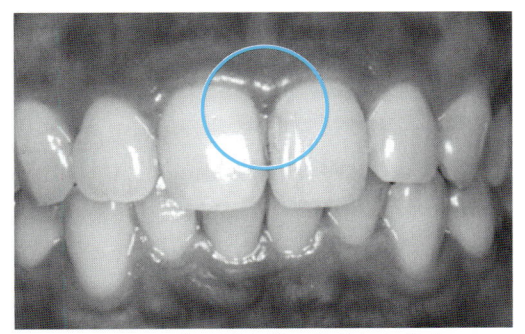

図2-3　歯石除去後の改善した歯肉

2）女性ホルモンが口腔内細菌に及ぼす影響

　エストロゲンやプロゲステロンの血清濃度が上昇するに伴い、唾液や歯肉溝滲出液中におけるそれらのホルモン濃度も上昇する。妊娠中のホルモンレベルの変化は、プラーク量や総細菌数ではなく、プラークの質に影響すると考えられており、妊婦においてプラーク量が増加しなくても、歯肉からの出血率が上昇することが報告されている[9]。

　妊娠12〜16週において、歯肉縁下プラーク内の細菌のうち、女性ホルモンを発育素メナジオン（ビタミンK_3）の代わりに利用できるグラム陰性嫌気性桿菌の *Prevotella intermedia* が選択的に増加する。また、好気性菌に対する嫌気性菌の割合も増加し、これら細菌叢の変化が妊娠性歯肉炎の一因とされている。ただし、*P. intermedia* は妊娠中期に増加し、後期には減少していくという報告があり[10]、これは妊娠後期に一定濃度以上となった唾液中のエストラジオールが、細菌の発育を阻止する可能性によると考えられている。そのため、出産後にエストラジオール濃度が低下すると再び *P. intermedia* が増加する場合があり、このことは出産後においても歯肉炎には注意が必要であることを示唆している。妊娠性歯肉炎には *P. intermedia* だけではなく、*Porphyromonas gingivalis* や *Tannerella forsythia* など他の歯周病関連細菌もその症状の出現に関与すると考えられている。

3）女性ホルモンが歯周組織や免疫応答に及ぼす影響

　妊娠の維持に大切なエストロゲンやプロゲステロンは、そのレセプターが歯周組織にも存在することから、歯周組織の状態や免疫応答に少なからず影響を及ぼしている。これらの変化が上述した口腔内細菌叢の変化と共に、妊娠性歯肉炎に関与すると考えられる。

　組織の変化としては、プロゲステロンの作用による微小血管の拡張と透過性亢進が挙げられ、これは歯肉の腫脹や易出血性に関与する。女性ホルモンのその他の作用として、

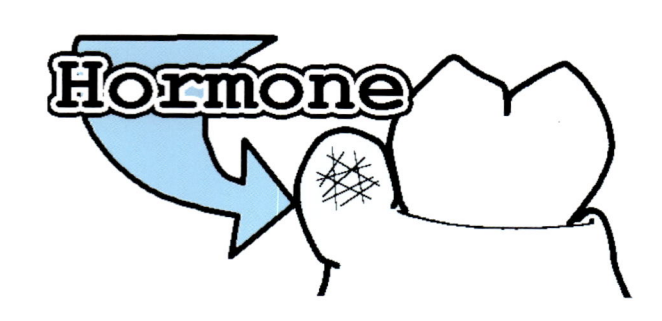

炎症反応の化学伝達物質であるプロスタグランジンの産生促進作用があり、この作用によっても末梢血管の抵抗性が減弱し、組織の血流が増加する。妊娠性歯肉炎治療の際、通常の歯肉炎よりやや出血が多いように感じられるのは、こういった組織の変化が影響している可能性が考えられる。その他、女性ホルモンはプラーク中の細菌に対する免疫応答を抑制する作用を有し、妊娠中は好中球の遊走能低下、抗体産生の抑制、T細胞の反応性低下などの変化が認められるため、歯周組織は易感染性の状態であるといえる。

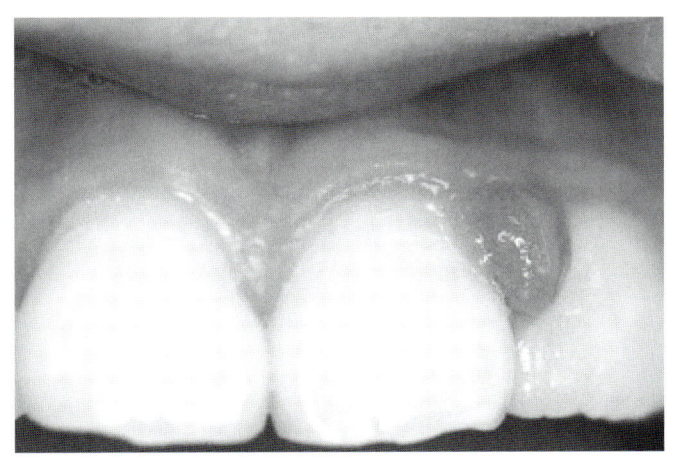

4）妊娠性エプーリス

エプーリスとは口腔粘膜に生じる良性、限局性の腫瘤を総称する診断名であり、妊娠に関連したものを妊娠性エプーリスという。妊娠16週前後に自覚されることが多く、出産後は自然に消失するものもあるが、日常生活に支障がある場合は切除を要する場合もある。妊婦の1%～5%に生じるとされている。

エプーリスはその組織像が様々であり、主とする組織像から肉芽腫性、線維性、血管腫性、骨形成性などの分類がある。妊娠性エプーリスは血管成分の多い血管腫性エプーリスや肉芽腫性エプーリスの割合が高い傾向にある[11]。臨床的には易出血性で赤みを帯びた弾性軟の症例が多い。妊娠性歯肉炎と同様に上顎前歯部に好発する。

図2-4　妊娠性エプーリス

発症原因は不明な点も多いが、女性ホルモンの増加によってコラーゲン代謝が変動することがその一因と考えられている。

4．歯周病と早産・低出生体重児出産の因果関係

　糖尿病や心臓血管疾患などの全身疾患と歯周炎との関連についての研究が行われ、全身疾患により歯周組織の代謝・修復力・生体防御反応が障害され、歯周炎が発症・進行することが明らかになった。その逆として、歯周炎が全身疾患の発症・悪化に影響を及ぼすということも明らかになってきた。さらに、近年では、歯周炎の発症・進行メカニズムの解明が進むにつれ、妊娠による口腔内変化についても解明が進み、妊娠時における歯周炎・妊娠性歯肉炎の母体、および、胎児への影響が注目されるようになってきた。

　妊婦のうち歯周病に罹患している人は、そうでない人と比較して、早産や低出生体重児を出産する確率が高いとされている。本章では、歯周炎と妊娠性歯肉炎のメカニズムから歯周病と早産、低出生体重児出産との関連、および、妊娠期の歯周病の治療と口腔ケアの注意事項について述べる。

１）早産、低体重児（低出生体重児）とは

　早産とは、妊娠22～36週の間、つまり、通常の出産（妊娠37～40週）よりも早い時期の分娩である。頻度としては、出産の約5～11％とされている。主な原因は母体側の健康状態であり、前置胎盤、妊娠高血圧症候群、常位胎盤早期剥離、妊娠中毒症などによる母児救命のための人工早産と、前期破水、妊娠頸管無力症などによる自然早産があげられる。出生児は低出生体重児のこともあり、呼吸器官、哺乳能力などの発達が不十分なことが多く、出生後のある期間、保育器など人工的な手助けにより、体外で生活するために必要とされる器官の発達を促す必要がある。

　低出生体重児とは、出生時体重が2,500ｇ未満の出生児のことである。その原因としては、早産や子宮内での発達異常があげられる。先進国での早産による低体重児出産の割合は約10％といわれている。つまり、低体重児と早産は切り離して考えることはできない。

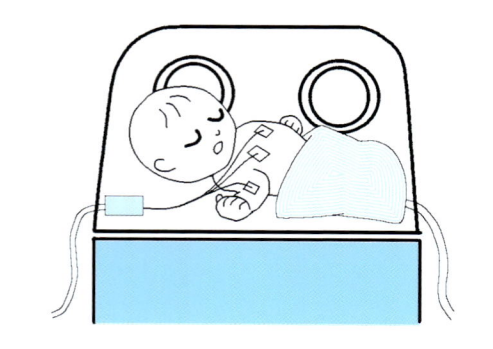

2）妊娠による口腔内の変化

　本来、女性と男性では、遺伝的背景やホルモンの違いがあり、女性には歯周病に罹患しやすいなど女性特有の口腔症状が存在するとされている。特に、妊娠期には、生理的に大きな変化が認められ、妊娠に関連する主要ホルモンであるヒト絨毛性腺刺激ホルモン、プロゲステロン（黄体ホルモン）、エストロゲン（卵胞ホルモン）、および、ヒト胎盤性ラクトーゲンの分泌に大きな変化が生じ、口腔組織において炎症症状が過剰に起こる傾向にある。また妊娠期には、このようなホルモンを含めた生理的な変化の影響によって口腔内では、唾液の質と量が変化し、pHや抗菌作用の低下が起こり、口腔の自浄作用の減少が認められる。

　さらに、妊娠5週〜15週頃の妊娠初期では多くの妊婦にみられるつわりにより、少量の食物を複数回に分けて食べるなど食習慣の変化、嗜好の変化と偏り、繰り返し起こる嘔吐による口腔内pHの低下、不快感による口腔清掃不足などが起こり、口腔内が通常よりも不潔になりやすい。そのため、妊娠期には、う蝕や歯周炎の原因菌が増加しやすい環境になる。実際に、妊婦の約70％で歯周炎や妊娠性歯周炎が認められるといわれている。特に、妊娠前から歯周炎に罹患していた女性については、その症状がさらに著明に現れる。

3）歯肉炎・歯周炎が早産、低体重児出産を引き起こすメカニズム

（1）妊娠性歯肉炎・歯周炎のメカニズム

　歯肉炎や歯周炎は、原因菌と宿主側の生体防御反応により発症・進行する。

　成人性歯周炎に関連する代表的な病原菌としては、*Porphyromonas gingivalis*、*Aggregatibacter actinomycetemcomitans*、*Prevotella intermedia*、*Tanneralla forsythia*などが挙げられる。妊婦の口腔内では、侵襲性歯周炎に見られる、*Aggregatibacter actinomyctemcomitans*、*Capnocytophaga species*、*Porphyromonas gingivalis*、*Prevotella intermedia*などの細菌が多く検出されている。特に、妊娠性歯肉炎・妊娠期の歯周炎の特徴として、*Prevotella intermedia*が高頻度に検出されている（表2-1）。

表 2-1　成人性歯周炎と妊娠性歯肉炎の主な原因菌

成人性歯周炎	妊娠性歯肉炎
Porphyromonas gingivalis	*Prevotella intermadia*
Aggregatibacter actinomycetemcomitans	*Aggregatibacter actinomycetemcomitans*
Prevotella intermadia	*Capnocytophaga species*
Tanneralla forsythia	*Porphyromonas gingivalis*

　妊娠によりエストロゲンやプロゲステロンなどの女性ホルモンが血中に増加し、歯肉溝滲出液中でも増加する。特に、*Prevotella intermedia* は、これらの女性ホルモンを栄養源としての発育増殖が著しい。

　また、これらの女性ホルモンが歯周組織に及ぼす影響として、嫌気性菌の増加、好中球の走化性と食作用の低下、抗体応答の抑制、T細胞の応答の抑制、マクロファージのプロスタグランディン合成を刺激するなどの反応が認められる。肥満細胞は、ヒスタミンやタンパク質分解酵素を遊離し、歯肉の炎症を増加させる。

　このようなことからも、妊娠以前に歯周炎に罹患していた人は、妊娠による生理的影響や炎症の増強により、症状の悪化が認められる。妊娠以前に歯周炎に罹患していない人でも、複数の要因が絡みあい、妊娠性歯肉炎になる可能性がある。

（2）歯周病が早産、低体重児出産を引き起こすメカニズム

　妊婦が歯周病に罹患すると、歯周組織の破壊が通常より急速に起こり、歯周ポケット内で嫌気性菌の内毒素であるリポポリサッカライド（LPS）に反応し、単球の活性化が起こる。単球からは、IL-1beta、IL-10、IL-8、TNF-alpha などのサイトカインや PGE_2、MMP_S などの炎症プロモータが過剰に産生される。これらの炎症関連物質が、炎症により血管透過性が亢進した血管の中に入り込み、血液とともに運ばれて子宮の収縮をもたらすことが明らかになり、早産につながる可能性が考えられる[13, 14]。さらにそれらの物質には、血管収縮をもたらし、胎児の成長を阻害するものもある。また、炎症の程度によっては、歯周病原菌がそのまま血流を解して全身に移行し、他の臓器において炎症を誘発し、組織破壊をする可能性も報告されている。

4）歯周炎による早産、低出生体重児出産のリスク

　従来から、妊婦の喫煙や多量のアルコール飲料の摂取、炎症性の感染症の罹患により、低体重児出産の可能性が高くなることが報告されている。飲酒をする母親の早産のリスクは約3倍であるが、歯周炎に罹患している母親のリスクは約7倍になる。このことからも、妊娠性歯肉炎・歯周炎は、早産の大きな要因であるといえる[15]。

5）妊娠期の歯周病治療とセルフケアを中心とした口腔ケア

　妊娠期は、ホルモンの分泌変化、唾液の分泌量とpHの変化、口腔清掃が困難になるなど、口腔内が通常よりも不潔になり、歯周病やう蝕になりやすい環境となりがちである。しかし、妊娠性歯肉炎・歯周炎は、口腔清掃のゆきとどいた妊婦にはほとんど認められないことから、プラークコントロールを徹底的に行うことにより、予防・軽減・治癒すると考えられている。妊娠期特有の歯周病の多くについては、適切な口腔ケアにより、予防および治療が可能とされている。

　このような妊娠による変化を考慮し、妊娠以前から、口腔の健康の大切さを理解し、セルフケアを中心とし、歯周病を予防していくことが大切である。

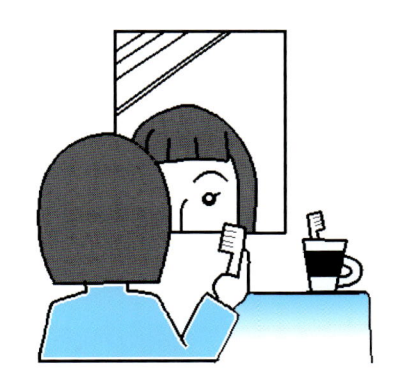

口腔ケアのポイント　（表2-2）

（1）妊娠期の口腔内の変化についての説明

　　　妊娠前の女性に対し、妊娠時の生理的変化による口腔内への影響と口腔内の不快事項による胎児への影響についての知識を与える。

（2）妊娠期の歯周病治療とセルフケア

　　　プラークコントロールを確立する。日常のセルフケアのために、歯ブラシ、デンタルフロス、歯間ブラシなどの口腔清掃用具の選択と使用法の指導が中心となる。それと並行して、プラークコントロールの妨げとなる歯石の除去やPMTCなどによる歯面の滑沢化を行う。

（3）つわりや悪阻のある時期の指導
 ① 食後はすぐに、ブクブクうがいを十分にし、口腔内の食物残渣を最小限にする。
 ② 臭いや味を考慮して歯磨き剤や含嗽剤を選び、適切な歯ブラシや歯間ブラシなどの補助清掃器具を用いることにより、口腔清掃時の不快事項を最小限に抑え、かつ、口腔環境の改善につなげる。
 ③ つわりのある時期でも比較的体調の良い時間帯にブラッシングをおこなうことにより、口腔内を清潔に保ち、う蝕や歯周病への予防につなげる。
 ④ キシリトールやリカルデントの含まれているガムやタブレットを用いることにより、歯周病原菌やう蝕原因菌の発育抑制、歯の再石灰化を促し、それらの疾患の予防や進行抑制につながる[16]。

表 2-2　妊娠期の口腔ケアのポイント

（1）妊娠期の口腔内の変化についての説明
・ホルモンバランスの変化で歯肉炎を起こしやすい
・つわりの時期には、歯を磨きにくくなる
・嘔吐を伴うつわりや嗜好の変化により、歯の表面が弱くなることがある
・母親の口腔内の状態が、赤ちゃんに影響することをしっかり理解してもらう
（2）妊娠期の歯周病治療とセルフケア
　歯科医院での歯周病治療
・ブラッシング指導を受ける
・歯石の除去やPMTCなどによる歯面の滑沢化
・フッ素塗布
（3）つわりや悪阻のある時期の指導
・食後すぐにうがいをし、口腔内に食物残渣を残さない
・個人に合ったブラッシング方法を指導することで不快感を減らす
・体調の良い時間帯に歯磨きをするように指導する
・キシリトールやリカルデントなどが含まれるガムやタブレットにより、歯周炎やう蝕の予防と進行抑制を行う

コラム

なぜ早産や低出生体重が問題なのか？！

・子どもの全身への影響

　出生体重の低下は、子どもの将来的な疾病（生活習慣病）発症リスクを上げるといわれている。これは、胎児期に長期に低栄養状態にさらされることによって起こるという説である（成人病胎児期起源説：FOAD説）（福岡、2007）[17]。低出生体重については、歯周病との関連もいわれているが、一番の原因は胎児期の低栄養であり、母親が十分な栄養を取ることが大切になる。

低出生体重と関連する病気（de Boo HA, and Harding JE, 2006）[18]

関連が明らかな疾患	高血圧、冠動脈疾患、（2型）糖尿病、脳梗塞、脂質異常症、血液凝固能の亢進、神経発達異常
関連が推定されている疾患	慢性閉塞性肺疾患、うつ病、統合失調症、行動異常、子宮および卵巣重量、思春期早発症、乳がん、前立腺がん、睾丸がん、など

・子どもの栄養摂取機能への影響

　1500g未満かつ胎生23週以前に出生した低体重児（未熟児）は、嚥下に影響を及ぼす可能性のある医学的問題を伴うことが多い。そのような場合は、専門的な哺乳指導や摂食指導が必要になることがある。

神経に関するもの	頭蓋内出血
呼吸のストレス	呼吸と嚥下の非協調
胃腸に関するもの	食欲不振、逆流
頭顔面に関するもの	口蓋裂

「小さく産んで大きく育てる」よりも「栄養十分な赤ちゃんを産むことが大切！」
（ただし、食べ過ぎには要注意！）

5．う蝕と根管治療

　う蝕・根管治療においては、緊急を要するあるいは必要な処置であれば妊娠期に行っても差し支えないと考えられている[19, 20]。しかし、処置に付随したＸ線撮影や局所麻酔薬による除痛法が考慮の対象となる。ほとんどの患者はＸ線撮影による胎児への被曝や麻酔薬が胎児や母乳に及ぼす影響に対し不安を抱えている。したがって、う蝕・根管治療に必要な検査、処置内容について術前に十分な説明を行い、治療による影響は概して小さいことを理解してもらうことが重要である。

◇Ｘ線撮影について
　歯科用のＸ線撮影では、管球の向きが腹部から離れており、胎児への放射線の影響は無視できるレベルであると考えられている。歯科用デンタル撮影1枚で0.01mSv、歯科用パノラマ撮影1回では0.03mSv（東京都歯科医師会2011年報告）といずれもほとんど0に近く無視できる量である。現在、デジタルＸ線撮影装置の普及によりさらに照射線量は減少可能となるが、従来法でも、防護エプロンの着用や高感度フィルムを使用することで腹部への被曝量を軽減することができる。適正に撮影、現像がなされたＸ線写真は、正しい診断、治療を行うにあたり必須となる顎骨内の情報を多く含んでいるため、撮影にあたり患者への十分な説明を行い、照射に対する同意を得て実施する。

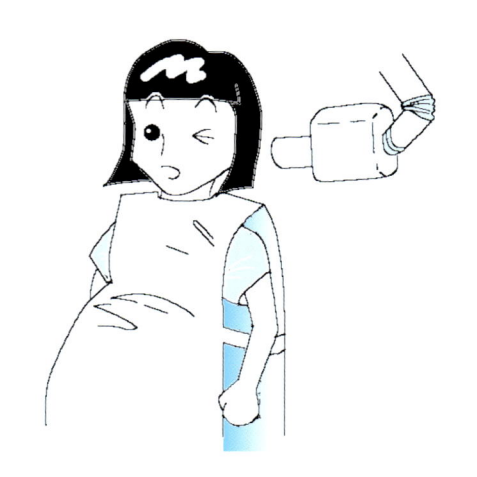

◇麻酔について
　麻酔の項（P64）を参照。

◇抗菌薬、鎮痛剤について
　妊婦・授乳婦に対する薬剤使用の項（P60）を参照。

◇治療体位について

　歯科用ユニットに着座後、水平位をとった場合、妊婦は仰臥位低血圧症候群を生じることがある。すなわち、妊娠し増大した子宮が下大静脈を圧迫し、心臓への静脈血の環流が減り、心拍出量が減少し一時的な血圧低下が生じる。左側臥位へ体位変換すると、妊娠子宮が前方へ移動し脊柱の右側にある下大静脈の圧迫を排除できるとされる[22]。

◇歯科材料と環境ホルモンについて

　日常臨床で使用する量の歯科材料（レジン、印象材、セメント）では母体や胎児に影響がないと考えてよい。

　歯科材料の中には環境ホルモンが含まれているとの指摘がある。コンポジットレジンに含まれるビスフェノールA、義歯裏装材に含まれるフタル酸ジブチルエステル（現在使用されなくなっている）がそれに該当する。しかし、現時点における多くの研究結果から、生体への充填材料や義歯裏装材から溶出される有機溶媒の量は、人体に健康リスクを生じないとの報告もある[23]。欧州食品安全機関は「母親が体内でビスフェノールAを急速に代謝し排出するため胎児の曝露は無視できること、また乳児も1mg/kg体重／日以下の用量では同様に代謝・排出できることから、耐容一日摂取量（0.05mg/kg体重／日）は胎児や乳幼児を含む消費者に対して十分な安全域を確保している（2008:7）」と発表しており[24]、厚生労働省も同様のコメントを発表している[23]。

> **What's new!**
> 1996年に、「ムシ歯予防に使用される歯の詰め物から、相当量のビスフェノールA溶出がみられる」とした一編の論文が発端となり、ダイオキシンやPCBほど強い作用はないものの、環境ホルモンの一つとして生物生殖系への影響が疑われるビスフェノールAと歯科材料との関連が社会的問題となった。これを受け、国内外の多数の研究者が問題となった論文の再現性を検討し、また各々独自の実験にも着手した。その結果、米国歯科医師会や日本歯科医学会は、「歯の詰め物等からのビスフェノールA溶出は確認できない」と安全宣言している（日本接着歯学会HPより）
> http://www.adhesive-dent.com/file/about_bisphenol_080616.pdf）。

◇根管消毒剤について

　充填材料からの化学物質の溶出、遊離は口腔から消化管への経路をとるのに対し、根管消毒剤は根尖孔を通じ根尖歯周組織に直達する[25]。各種根管消毒剤（放射性同位元素を用いた実験におけるホルムクレゾール、パラモノクロロフェノールカンフルの生体内動態）は、根管内貼布15～30分後には微量ではあるが血中に移行するとの報告がある[26,27]。ホルマリンを含むホルムクレゾールは、極微量であっても強い症状を呈する化学物質過敏症の原因物質としても問題になっている[25]。これに対して、水酸化カルシウム製剤は、ホルムクレゾールに比較して抗菌力は低いものの、組織為害性は弱く、比較的安全な根管消毒剤と考えられている[25]。但し、貼薬直後は強アルカリ性（pH12.4）のため、根尖孔から多量にペーストが溢出すると根尖歯周組織を傷害する恐れがあるため注意を要する[25]。根管消毒剤は、液状製剤においては根管内に綿栓やペーパーポイントにごく微量（$1\mu\ell$～$8\mu\ell$）使用する[25]ため、母体や胎児への影響は小さいと考えられるが、過剰な貼薬量などといったテクニックエラーについては十分に留意する必要がある。当然のことながら、根管治療中はラバーダム防湿を励行し、清掃剤をはじめとする薬剤の口腔内への漏出を防止し、排膿症例など特別な場合を除き二重仮封を行うことで、口腔内に根管消毒剤が漏洩しないように配慮することが重要である。

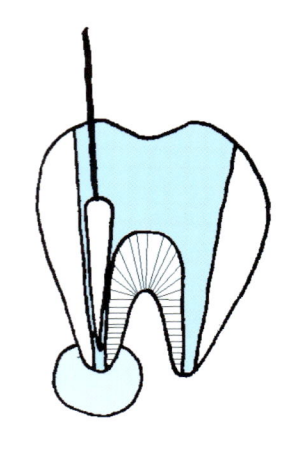

◇歯科治療の多くは、複数回の通院を要することから、患者の体調によっては処置の連続性が制限を受ける場合がある。このため、う蝕治療といえども、想定される治療時の問題点および処置内容については十分に患者と話し合いながら治療を行う必要がある。

6．妊婦に対する口腔外科処置

　妊娠期間中に口腔外科処置を要することは決してまれではない。しかしながら妊娠に伴い、子宮内で胎児が発育していく中で、妊婦の全身状態も様々な変化が見られる。身体的およびメンタル的にもとても不安定な状態になるため、慎重に管理する必要がある。本章では妊婦の全身的変化および口腔内症状の概要を記載するとともに、主に妊婦に対する口腔外科処置および薬剤投与に際して留意すべき点について述べる。

1）妊娠による全身の変化[28, 29]

① 循環器系：循環血液量は妊娠初期より増加し、妊娠32〜34週で最高となり、非妊時より40％増加する。そのため軽度の心臓肥大が起こり、四肢にも軽度の浮腫を生じる。妊娠後期では子宮増大による横隔膜挙上によって心臓が左方に転位し、そのため肺動脈のねじれからくる収縮期雑音を聴取することがある。また子宮増大による下大静脈の圧迫は静脈還流を減少させ、仰臥位をとっていると低血圧を引き起こす仰臥位低血圧症候群（supine hypotensive syndrome）に陥ることもある。

② 呼吸器系：妊娠後期では、増大する子宮により横隔膜が挙上され、腹式呼吸から胸式呼吸になりやすく、呼吸数の増加、過呼吸による呼吸性アルカローシスに陥りやすい。

③ 消化器系：妊娠初期に悪心、嘔吐などがみられるが、軽症のものを"つわり"といい、栄養代謝障害を伴う重症のものを"悪阻"という。いずれも妊娠16週以内に自然治癒する。妊娠後期には子宮の腸管圧迫による便秘が生じやすい。

④ 泌尿器系：妊娠中に血流量の増加による腎盂や尿管の拡張と腎機能低下を認める。

⑤ その他：妊娠による内分泌の変化から皮膚には色素沈着と妊娠線がみられる。また精神的にも不安定になりやすく、ときに憂鬱状態が強くあらわれることもある。

2）妊娠による口腔内の変化

　妊娠中はつわりや悪阻により口腔清掃が十分に行えず、細菌性プラークが停滞しやすくなる。また嗜好の変化、栄養の偏り、食事の回数が多くなるなど食生活の乱れから口腔内環境が悪化し、そのためさまざまな口腔疾患が発症しやすくなる。妊娠時に発症しやすい疾患について以下に述べる。

3）妊娠時に発生しやすい口腔内疾患

① う蝕

　妊娠中にう蝕の発生と進行が促進される原因として、妊婦の内分泌機能の変化により唾液の酸性化、ビタミン新陳代謝障害、食事・間食回数の増加、つわりによる口腔清掃不良からプラークの停滞や口腔内細菌の増加による口腔環境の悪化が考えられる（詳細はP28）。

② 歯肉炎、歯周炎

　妊娠8週〜32週の間に多くみられ、歯肉の炎症が強く発赤と浮腫があり出血し易い。原因としてエストラジオールやプロゲステロンなどの女性ホルモンが血中に増加することで *P. intermedia*、*P. nigrescens* の発育が促進され炎症が起こることが考えられる。しかし、妊娠中の歯肉炎、歯周炎の多くは妊娠する前より存在し、妊娠によって増悪したもので、組織学的にも妊娠特有なものではない（詳細はP42）。

③ 妊娠性エプーリス（妊娠性歯肉腫）

　妊娠8週頃から歯肉に限局した良性の腫瘤が発現し増大するが、分娩後には多くの腫瘤は縮小し消退する。組織学的には、妊娠前期では肉芽腫性、妊娠後期では血管腫性のものが多く、分娩後は線維性のものが多くみられる（詳細はP45）。

④ 口内炎、口角びらん

　妊娠中にホルモンのバランスが不安定となり、免疫機能の低下などの全身的変化に加えて、つわりなどによってブラッシングが充分にできず口腔衛生が悪化し、食欲不振のためビタミン不足など栄養補給が不十分となり、口内炎や口角びらんが発症しやすくなる。

⑤ 智歯周囲炎（図 2-4）

　　智歯の萌出位置異常、不完全萌出により智歯周囲の歯冠辺縁上皮下に食物残渣が停滞しやすいため、感染を起こしやすい。とくに 20 代から 30 代の女性で妊娠を機に全身的変化やつわりなどによる口腔清掃不良から炎症を起こしやすく、一旦発症すると感染が拡大しやすい。

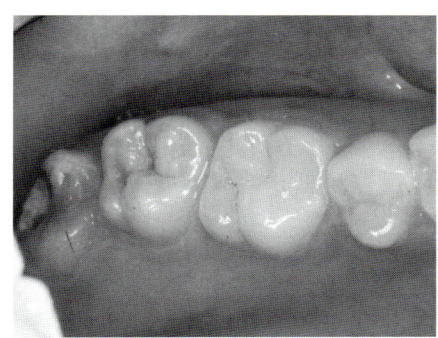

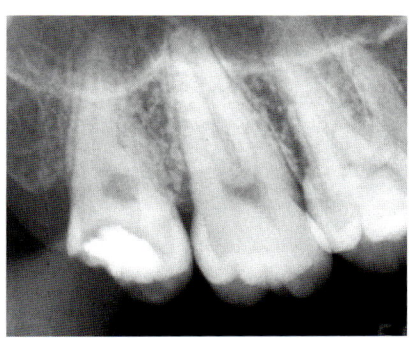

図 2-4　智歯周囲炎

4）口腔外科処置上の注意点

　妊婦も一般的な口腔外科領域の疾患を発症することが十分にありえる。その際の対応については、妊娠時期や病状にあわせた治療法を選択すべきであり、口腔外科処置に際しては母子ともに慎重に管理する必要がある。妊娠時期によって留意すべき点を以下に述べる。

　妊娠初期（妊娠 0 週～ 15 週）は胎児の器官形成期で胎児の体の主な構造を形成する大切な時期である。この時期の妊婦への投薬は胎児への発育に影響し、催奇形を誘発する可能性があるので、慎重に判断する必要がある（詳細は 7 妊婦・授乳婦に対する薬剤使用の注意点を参照）。

　この時期に口腔外科領域の疾患に罹患した場合の治療は、できるだけ対症療法とし、口腔外科処置や投薬は避けるべきである。しかしながら、外傷や急性炎症など緊急処置を要するケースに遭遇した場合には、迅速に対応しなければならない。その際、治療の有益性が危険性を上回ると判断された場合には、外科処置の必要性とこれらを行わなかった場合の危険性を十分説明する。夫や母親が同伴していれば、一緒に説明した上で

治療の同意書を得て処置を行うべきである。また、処置を行う前には、かかりつけの産科医に対診することが重要である。産科医との連携は術前・術後の全身管理や妊婦のメンタルケアを行う上でも必要である。

　さらにこの時期は、初期の妊娠に気付かない場合もありうるので、妊娠適齢期の女性には処置を行う前にこの点に留意して問診することを忘れてはならない。

　妊娠中期（妊娠安定期：妊娠16週～27週）は安定した時期であり、妊婦が健康であれば、必要な外科処置を行うことができる。例えば、炎症の再燃あるいは急性炎症に移行し易い歯周炎の歯、埋伏智歯などはこの時期に抜歯を検討する。

　この時期に留意すべき点としては、安定期とは言え、中には妊娠高血圧症候群に罹り、高血圧、尿蛋白、浮腫の症状が悪化することもあるので、外科処置を行う前にはかかりつけの産科主治医に妊婦の全身状態および外科処置の可否について対診を行う必要がある。また外科処置を行う際には、外科侵襲を最小限にとどめ、母子ともにストレスを与えないように心掛ける。

　抜歯など外科処置では一過性菌血症を生じることがある。抗菌薬の予防投与は歯性感染症への投与と同様、妊婦が術後感染症などを起こすと母子に悪影響を及ぼすので、必要と判断した場合には行うべきである。また術後の疼痛管理では、妊婦に疼痛性のストレスを与えないためにも、解熱鎮痛薬アセトアミノフェンを処方し、疼痛時のみの使用とすべきである。薬剤を投与する前には、かならず妊婦には投薬の目的をしっかり説明した上で同意書を取っておくことが大切である。

　妊娠後期（妊娠28週～39週）については、28週に入ると胎児の体重は1000gを超えるようになり、急激な成長によって子宮が増大して周辺臓器への圧迫も著明となる。この時期に妊婦を仰臥位にすると子宮が下大静脈を圧迫し、急激に低血圧を起こし、顔面蒼白、冷汗、嘔吐など仰臥位低血圧症候群を来すことがある。長時間にこの状態が続くと胎児も低酸素状態になってしまうので、速やかに対処する必要がある。妊婦の体位を左下にして横になるようにさせることによって症状が改善される。その間バイタルサインのチェックを忘れてはならない（図2-5）。

第Ⅱ章　妊娠中の歯科治療

　歯科治療あるいは外科処置は、緊急性のないものは出産後に延期すべきである。治療が必要な場合には同意を得たうえ、できるだけ短時間で行えるような内容に限る。治療中はモニターでバイタルサインを観察し、歯科用チェアーを座位あるいは半臥位とし、頻繁に体位を変更させるように心掛ける。また、妊婦の右腰下にタオルや毛布を敷くことも予防する一つの方法である（図2-6）。

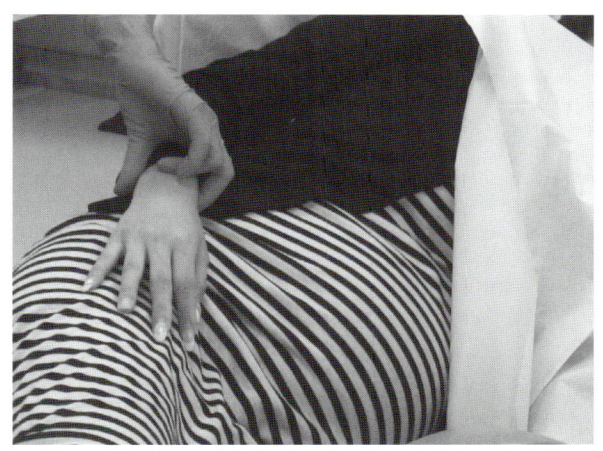

図2-5　仰臥位低血圧症候群を防止するための姿勢
Supine Hypotensive Syndrome
左下斜めの仰臥位にすると子宮の下大静脈への圧迫がとれ、血圧も正常に戻る。バイタルサインのチェックも忘れずに。

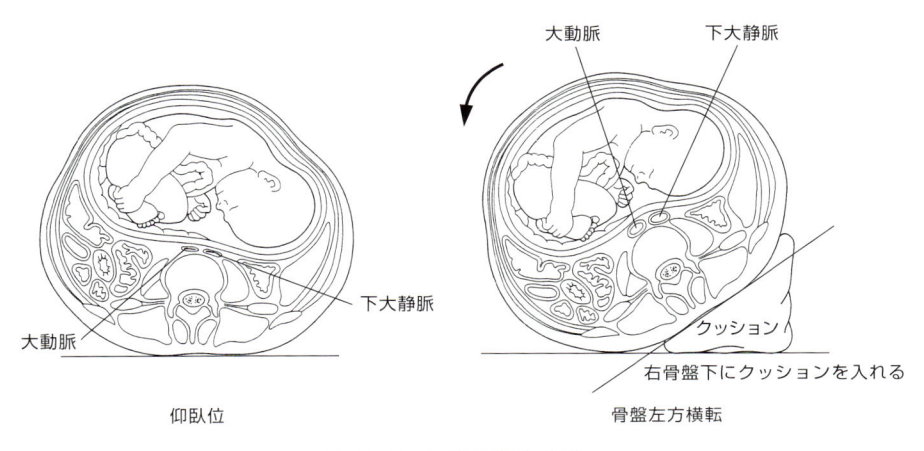

図2-6　子宮の左方移動
(Ostheimer, G. W. : Regional Anesthesia Techniques in Obstetrics, New York, Breon Laboratories Inc., 1980)

5）急性期への対応と医科との連携

　妊娠中に口腔外科領域の疾患に罹患した場合の治療に対する基本的な考え方は、口腔外科小手術が出産後まで待機し得る場合、妊娠中は経過観察にとどめる[29,30]。機能障害をきたさない良性腫瘍、嚢胞性疾患、エプーリスなどが該当する。しかし、妊娠中に急性の歯性感染症[31]、外傷による顔面多発骨折、悪性腫瘍[32]など早急に外科手術を要することもある。このような場合は外科処置を行う前に必ずかかりつけの産科医に対診し医療連携を取る必要がある。妊婦の全身状態や胎児の発育程度を調べ、母子への影響を少なくするように考慮しなければならない。母体の全身状態の悪化、薬剤の多用など治療内容によって胎児の流産あるいは胎児を娩出させることもあるので、産科医の見解のもとで、母体または胎児への危険性を妊婦やその家族に説明する必要がある。妊婦は精神的・身体的にも変化しやすく、また胎児も外的刺激による影響を受けやすいため、単科のみで対処するのは困難である。医科と連携して治療にあたることが妊婦への治療をより安全・確実に行えるコツである。

7．妊婦・授乳婦に対する薬剤使用

1）妊婦に対する薬剤使用の注意点

　妊婦に対する薬剤投与には、母体のみならず胎児に対しての安全性の配慮も必要である。妊娠中に投与された薬剤の胎児への影響は、投与された薬剤、服用期間、服用時期などによって大きく異なる。薬剤の催奇形が問題になるのは妊娠2〜4か月である。

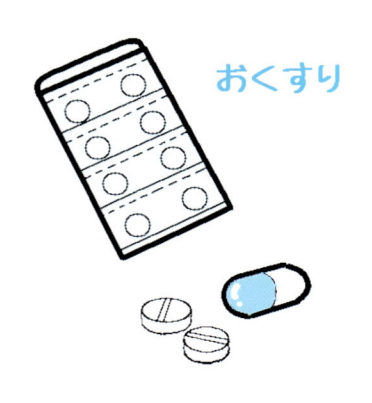

　服用時期の危険度[33]として、**無影響期**（最終月経初日から0〜27日目）に外的な刺激が胚に加わると着床できず流産してしまうか、あるいは完全に修復されて形態的な異常は生じないと考えられている。**絶対過敏期**（最終月経初日から28〜50日目）は胎児の中枢神経、顔面、心臓、四肢、消化器などの臓器や器官が発生・分化する時期であり、催奇形成を生じやすいため、最も危険な時期であると言える。**相対過敏期**（最終月経初日から51〜84日目）は胎児の手足や心臓中隔などの臓器が、**比較過敏期**（最終月経初

日から85～112日目）は胎児の性器などが形成される時期で、催奇形においてはかなり危険な時期である。**潜在過敏期**（最終月経初日から113～出産まで）は胎児の形態異常は生じないが、薬によっては胎児の成長に悪影響を及ぼすことがあるので、注意する必要がある。

　妊婦に対する抗菌薬の投与においてもっとも問題になるのは、薬剤による催奇形性や胎児毒性などの胎児への障害である。薬剤と胎児への安全性について、1979年米国食品医薬品局のFDA（Food and Drug Administration）リスク分類[34]（表2-3）と1989年オーストラリア医薬品評価委員会ADEC（Australian Drug Evaluation Committee）のリスク分類[35]（表2-4）がよく用いられる。米国のFDAリスク分類にはA、B、C、D、Xのカテゴリーがあり、カテゴリーAはヒトでの比較試験で安全性が確認された薬剤、抗菌薬でこれに属するものはない。次のカテゴリーBはヒトでの比較試験では証明されていないが、動物での胎仔への危険性が否定されており、ヒトでの危険性の報告がされていないもの、ペニシリン系やセフェム系などのβラクタム系薬がこれに属する。カテゴリーCは動物での危険性が証明されているがヒトで明らかな報告がないもの、カルバペネム系やニューキノロン系がこれに属する。ニューキノロン系抗菌薬は動物の胎仔に関節障害が発生した報告があり、また新しい薬剤が多く、妊婦に対する安全性が確立されていないので使用は禁忌である。カテゴリーDはヒトの危険性が証明されているもの、アミノグリコシド系による第8脳神経障害や、テトラサイクリン系による胎児の歯や骨に沈着することが良く知られているので、妊婦への使用は禁忌である。

表2-3　米国食品医薬局FDAリスク分類[34]

分類	基準
A	ヒト対照試験で危険性の報告はない
B	ヒトでの危険性の証拠はない
C	危険性は否定できない
D	危険性を示す明確な証拠がある
X	妊娠中禁忌
―	記載なし

表 2-4　オーストラリア医薬品評価委員会 ADEC リスク分類 [35]

分　類	基　準
A	多数の妊婦に使用されたが、奇形や有害作用の頻度は増加していない
B1	妊婦の使用経験は少ないが、奇形や有害作用の頻度は増加していない 動物実験で奇形や有害作用の頻度は増加していない
B2	妊婦の使用経験は少ないが、奇形や有害作用の頻度は増加していない 動物実験は不十分だが、入手しうる情報では奇形や有害作用の頻度は増加していない
B3	妊婦の使用経験は少ないが、奇形や有害作用の頻度は増加していない 動物実験で奇形や有害作用の頻度は増加している
C	薬理作用による有害作用を引き起こす可能性があるが、催奇形性はない
D	ヒトでの奇形や有害作用を増加する証拠がある
X	妊娠中禁忌
―	記載なし

　以上のことから、妊婦に対する抗菌薬の投与では、抗菌力や安全性の高いペニシリン系やセフェム系が第一選択となる。ペニシリン系とセフェム系にアレルギーがある場合には、マクロライド系が第二選択となる。従来よく使用されているクラリスロマイシンは FDA のカテゴリー C に属し、比較的新しいアジスロマイシンはカテゴリー B に分類されており、いずれも母乳や胎児への移行濃度は高いとされている。

　鎮痛薬の投与について、非ステロイド性消炎鎮痛薬（NSAIDs）はヒトでは催奇形性が報告されていないが、胎児尿量の減少や動脈管の収縮など多彩な影響が出ることがあるため、投与しないようにしている。鎮痛薬が必要な場合には解熱鎮痛薬アセトアミノフェンを選択し、疼痛時のみの使用とする。

　妊婦に対する薬剤使用について述べてきたが、危険の少ないとされる薬剤ペニシリン系やセフェム系抗菌薬、解熱鎮痛薬アセトアミノフェンの添付文書[37]には、「妊婦又は妊娠している可能性のある婦人には、治療上の有益性が危険性を上回ると判断した場合にのみ投与すること（妊娠中の投与に関する安全性は確立されていない）」と記載されており、基本的に安全な薬はないと考えるべきである。ゆえに、常にこの文書を念頭に入れ慎重に判断した上で妊婦への治療にあたるべきと考える。また治療上の有益性が高いと判断した場合には、かならず妊婦には投薬の目的をしっかり説明した上で同意書を得ることを忘れてはならない。

表2-5 妊婦に比較的安全な主な抗菌薬と解熱鎮痛薬

薬効分類	薬剤（主な商品名）	FDA	ADEC	添付文書
抗菌薬 ペニシリン系	アンピシリン （ビグシリン）	B	A	［妊婦］治療上の有益性が危険性を上回る場合にのみ投与する
	アモキシリン （サワシリン、パセトシン）	B	A	［妊婦］治療上の有益性が危険性を上回る場合にのみ投与する
セフェム系	セファクロル （ケフラール）	B	B1	［妊婦］治療上の有益性が危険性を上回る場合にのみ投与する
	セフィキシム （セフスパン）	B	—	［妊婦］治療上の有益性が危険性を上回る場合にのみ投与する
	セフジトレンピボキシル （メイアクト）	B	—	［妊婦］治療上の有益性が危険性を上回る場合にのみ投与する
	セフジニル （セフゾン）	B	—	［妊婦］治療上の有益性が危険性を上回る場合にのみ投与する
	セフポドキシムプロキセチル （バナン）	B	—	［妊婦］治療上の有益性が危険性を上回る場合にのみ投与する
	セフロキシムアキセチル（オラセフ）	B	—	［妊婦］治療上の有益性が危険性を上回る場合にのみ投与する
マクロライド系	エリスロマイシン （エリスロシン）	B	A	［妊婦］治療上の有益性が危険性を上回る場合にのみ投与する
	ロキシスロマイシン （ルリッド）	—	B1	［妊婦］治療上の有益性が危険性を上回る場合にのみ投与する
	アジスロマイシン水和物 （ジスロマイシン）	B	B1	［妊婦］治療上の有益性が危険性を上回る場合にのみ投与する
解熱鎮痛薬	アセトアミノフェン （アルピニー、カロナール、ピリナジン）	B	—	［妊婦］治療上の有益性が危険性を上回る場合にのみ投与する

FDA：米国食品医薬品局 FDA（Food and Drug Administration）
ADEC：オーストラリア医薬品評価委員会 ADEC（Australian Drug Evaluation Committee）
添付文書：医薬品添付文書

2）授乳婦に対する薬剤使用

　授乳婦への薬物療法について、ほとんどの薬剤が母乳中から検出されるため、添付文書[37]で授乳中止となっている薬剤は多い。しかしながら母乳を介した乳児への薬剤の移行量はかなり低いので、影響は少ないと考えられている。母体を考えて有益投与が必要な場合は、母乳への移行濃度が低く、作用時間が短い薬剤を選択すべきである。

　一般的に抗菌薬を投与する場合には、ペニシリン系やセフェム系であれば授乳は継続しても問題がないとされている。母乳への移行が認められないセフジトレンピボキシル（メイアクト®）、塩酸セフカペンピボキシル（フロモックス®）、セフジニル（セフゾン®）が第一選択となる。抗炎症薬については、多くの非ステロイド性消炎鎮痛薬（NSAIDs）は母乳への移行が認められるため、添付文書[37]で授乳中止、あるいは授乳を避けると

なっている。解熱鎮痛薬アセトアミノフェンは添付文書[37]に授乳についての記載がなく、授乳中の投与は可能であり、第一選択となる。その際、投与期間はできるだけ短期間とし、授乳直後あるいは夜間に薬を服用するなど投与方法の工夫が必要である。また投薬を行う前に母親への説明は必須であり、夫や家族が同伴の場合には一緒に説明することが肝要である。母親が治療に必要であるにもかかわらず薬剤を使用しない場合のリスクは、授乳しながら薬剤を服用した場合に比べてはるかに高いことを理解させ、家族の支援を得て、なお一層安心した治療を行うようすすめていく。

8．麻酔

　多くの妊産婦は、自分の妊娠という身体の状態が何か病的なものに類似した状況下にあるという錯覚を持つことがある。しかし、妊娠そして出産に至る過程というのは決して病的なものではないことは言うまでもなく、妊娠中のどの時期であっても通常の歯科治療は可能である。むしろ必要があれば、出産後に育児で通院が難しくなることも考えて、妊娠中に積極的に治療を受けるべきであろう。一方でわれわれ歯科医療者は、患者の体内に胎児がいるという特殊な状態であるがゆえに、様々な配慮をする必要がある。例えば妊娠初期（〜12週）や妊娠後期（25週〜40週）に多くの配慮が必要になってくるのは言うまでもない。

　歯科治療時に、妊娠中の胎児への影響を配慮すべき点には、次のものが考えられる。
　　・抗菌薬や鎮痛薬など薬剤投与について
　　・X線被曝の問題について
　　・使用する局所麻酔について
　　・診療体位について
これらのうち、局所麻酔について述べる。

妊婦のいわゆる一般的な歯科治療の際（歯の切削、抜髄、抜歯など）、必要とする局所麻酔法や麻酔薬においては、ほぼ問題なく使用可能である。特に妊娠中期いわゆる安定期（13～24週）では、通常の使用量1～5mlであれば胎児への影響はほとんど考えなくても良い。むしろ、う蝕や歯肉の疼痛を我慢することによるストレスの方がはるかに身体・胎児にとって悪影響であり、ストレスによる胎盤の血流低下等により、流産や奇形の恐れも考えられる。

　局所麻酔に使用される針は、30Gや33Gなど細く切れが良いものがあり、穿刺の際の疼痛による精神的ストレスをほとんど考えなくても良い。しかしそれでも針の刺入に恐怖心があるような場合には、表面麻酔を併用することにより解消できる。

　無痛分娩にも用いられ、歯科領域でも多く使用されている局所麻酔薬の1/73,000アドレナリン添加2％塩酸リドカイン（オーラ注カートリッジ®）は、通常の使用量で催奇形性が認められるものはなく、安全に使用可能である。通常の歯科治療において臨床的に最も多く使用される局所麻酔法、局所麻酔薬と添加されている血管収縮薬について以下に記す。

1）局所麻酔薬の投与法

表面麻酔：Surface or topical anesthesia

　知覚神経の末梢終末を麻痺させる方法で、粘膜面に局所麻酔の塗布や噴霧を行う。キシロカイン®ゼリーやキシロカイン®スプレーが主である。

浸潤麻酔：infiltration anesthesia

　粘膜下、骨膜下に局所麻酔薬を浸潤させて末梢に最も近い部分で知覚神経を遮断する。臨床上最も多く使用する麻酔方法である。

伝達麻酔：regional anesthesia

　疼痛の出現している知覚神経の末梢より中枢側、主に顎骨の孔の開口部に局所麻酔薬を浸潤させ、その神経の支配領域末梢側をすべて麻痺させる方法である。麻酔効果が確実で、広範囲に完全な無痛を得ることが出来る。そのため妊婦のストレス軽減には有用な方法である。下顎孔伝達麻酔が最も有名で、その他上顎結節部における伝達麻酔や、大口蓋孔、切歯孔などへの伝達麻酔がある。

局所麻酔薬：Local Anesthetics

1884年に最初に使用された局所麻酔薬はコカインである。コカの葉から抽出される天然の麻薬で、大量に使用すると全身麻酔の作用もある。全身的な作用として、少量では鎮痛作用・幻覚作用、大量では催眠作用があり依存性の高い薬物である。コカインは興奮薬で、覚醒レベルを高め、多幸感をもたらし、逆に疲労感、飢餓感を忘れさせること、精神的な持久力を増強させることから現代のストレス社会で中毒の患者も少なくない。組織浸透性が高く表面麻酔としても使用されることがあるが、中枢作用のあるコカインに代わって、臨床で使用できる局所麻酔薬として最初に開発された塩酸プロカインは、コカインのような毒性はきわめて弱いが強い麻酔作用を持つ。コカイン、塩酸プロカインに代表される局所麻酔薬はエステル型と呼ばれ、アナフィラキシーを起こしやすい。また粘膜への浸透性が悪く、作用発現時間が遅く、作用持続時間は短い。さらに、心臓に対する直接作用があり血管拡張作用を持っているなどの理由から臨床治療では使用されていない。

2%塩酸リドカイン（歯科用キシロカインct®、オーラ注ct®）

塩酸プロカインに変わり、組織浸透性が高く、作用発現時間が早く、作用持続時間も長いなど臨床上幅広く使用可能な局所麻酔薬として出現したアミド型の局所麻酔薬である。アレルギーやアナフィラキシーショックに至る反応が少なく、現在臨床において最も使用されている局所麻酔薬である。

3%塩酸プロピトカイン（歯科用シタネストーオクタプレシン®）

循環系疾患などで局所麻酔としてエピネフリン含有のものを使用できない患者に対し用いられる。プロピトカインは胎盤を容易に通過し、母体濃度より胎児濃度が高くなるため、使用は避けたほうが安全とする意見もある。しかし、あくまでも使用量の問題であり、妊娠初期や後期であっても使用量を加減すればほぼ問題なく使用可能である。

3%塩酸メピバカイン（スキャンドネストct®）

アミド型局所麻酔薬であり、リドカインに類似した構造で基本的には同じ作用を示すが、効果時間はリドカインよりやや長い。この局所麻酔薬の最大の特徴は、血管拡張作用がないためエピネフリンの添加が不要である。

2）血管収縮薬

　局所麻酔薬に添加されている血管収縮薬使用の意味は、麻酔した部位の血管が収縮することにより出血が抑えられるとともに、局所麻酔薬の血管内への移行が制限されるために局所に停滞する時間が延長し、麻酔効果持続時間が延長することである。これにより、麻酔薬の総使用量を最小限に抑えることができる。局所麻酔薬に血管収縮薬が添加されていることで麻酔効果が著しく増強するため、抜髄や抜歯などの処置にも効果が十分となる。現在歯科用局所麻酔薬に含有されている血管収縮薬には、アドレナリンとフェリプレシンの2種類がある。以前はノルアドレナリンも血管収縮薬として添加されていたが、強力な末梢血管収縮作用を有するため、循環器系への悪影響が心配され現在は含有されておらず、国内においては販売されていない。

アドレナリン

　血管収縮薬として、「歯科用キシロカイン ct®」に0.0225mgのアドレナリンが含有されている。アドレナリンは副腎髄質から分泌されるホルモンであり、また合成可能なホルモンである。

フェリプレシン

　脳下垂体後葉から分泌される抗利尿ホルモンであり、バゾプレシンの分子構造の一部を変えて合成したホルモンである。血管収縮作用を強くして、抗利尿作用を弱くしてある。リドカインに添加するより、塩酸プロピトカインに添加した方が麻酔効果が増強される。「歯科用シタネスト - オクタプレシン ct®」に0.054単位（0.03単位/ml）が含有されている。フェリプレシンには軽度の子宮収縮作用と分娩促進作用があるため妊娠後期（25週～）では使用に注意し、使用は避けた方が良いとされている。

3）歯科治療における麻酔の考え方

　母体から胎児への影響として局所麻酔の胎盤通過の問題があるが、通常の歯科治療に用いる局所麻酔薬は、分子量が比較的小さいので胎盤を容易に通過する。リドカインも同様であるが無痛分娩にも同薬が使用され、その量より歯科治療に用いる量の方が遙かに少量であるため胎児への影響はほとんど無いと考えて良い。胎盤は母側のものと胎児側のものとが一つになって出来ており、胎児はここで母体の血液から酸素や栄養、免疫物質などを受け、有害や不必要なものを処理してもらっている。また妊娠中に必要な様々

なホルモンを放出している。胎盤は血液が豊富なところで、ここに異常をきたすと胎児に危険を及ぼすことになる。薬物は、分子量1000以上のものは母体から胎盤を通過、拡散移行をしないとされるが、歯科で使用される局所麻酔薬の分子量は234〜347の間であるため容易に移行する。血管収縮薬のアドレナリンは183.2、オクタプレシンは1040.2であるので、オクタプレシンは胎盤通過をしにくいと思われるが、妊娠中の投与に際し安全性ははっきりしない。胎盤を通過した局所麻酔薬の50％は直接胎児循環へ、残りは胎児の肝臓を通じて代謝される。歯科治療の際の歯肉への浸潤麻酔は、歯肉から吸収され毛細血管から静脈へ循環し腎臓にてろ過後、心臓に戻り動脈に入り、胎盤でろ過されるため、胎児への影響は考えなくても良いと思われる。

　以上のように妊婦に対し歯科治療を行っていけない時期というものは基本的にはないが、どの時期においても最も考慮しなければならないのは母体にストレスを与えないということである。妊娠している女性の治療に際し、妊娠初期（〜15週）では、流産の危険性があるため通院や治療に伴うリスク等を考慮し、可能であれば急性症状のみを治療し、妊娠中期（16週〜27週）いわゆる安定期に通院するなど、妊婦のストレスを軽減する配慮が望ましいと思われる。また妊娠後期（28週〜40週）では、お腹が大きいために治療中の体位による低血圧や早産の危険性なども考慮する必要がある。またフェリプレシンは分娩促進作用があるため後期の女性には使用しない。

　治療に伴う身体的・精神的ストレスを最小限にとどめ、必要な処置は育児がスタートする前に終わらせるということを妊婦に指導することもまた、歯科医師としてとても大切なことである。

妊婦への歯科治療、投薬の一覧

妊娠時期	0〜3週	4〜7週	8〜11週	12〜15週
		妊娠初期		
胎児の成長状況	受精卵から細胞分裂を繰り返し着床	7週頃：頭、胴体、手足の区別がつき始め、心臓などの内臓も形成され始める。	11週頃：心拍音が聞こえる。	15週頃：内臓がほぼ完成。羊水の中を自由に動き回る。産毛が生え始める。
治療可能内容	通常治療 ＊医療面接時に妊娠の可能性を確認	応急処置	応急処置	応急処置
投薬	妊娠の疑いがあれば極力投与しない	極力投与しない		
麻酔	妊娠の疑いがあれば極力使用しない	極力使用しない		
その他	この時期は本人も妊娠に気づいていないくらいの時期のため、投薬、麻酔、レントゲンなど歯科医師側から気を配る。	生理の遅れから妊娠に気づく時期。つわりが始まる人も薬、X線に注意が必要。	つわりがひどくなる人が多い。頻尿、腰痛、下腹部の張りなどの症状が強くなる。流産しやすい時期。	妊婦さん自身でもお腹のふくらみがわかる。14〜15週には胎盤がほぼ完成しつわりがおさまってくる。

妊娠時期	16〜19週	20〜23週	24〜27週	28週〜
		妊娠中期		妊娠後期
胎児の成長状況	19週頃：聴診器で心音が聞こえ、胎動が伝わるようになる。髪の毛、爪ができ始める。	23週頃：まゆやまつげが生えてくる。排泄機能の発達。	27週頃：味覚の発達。目鼻立ちがはっきりしてくる。	31週頃：骨格がほとんど完成し、筋肉や神経の働きが活発になる。子宮内での位置がほぼ定まってくる。
治療可能内容	通常の治療がほぼ行える			応急処置や麻酔不要の非観血処置に限る。仰臥位性低血圧に注意。
投薬	ペニシリン系、セフェム系抗生物質や非ピリン系のアセトアミノフェンが比較的安全に投与できる。			ペニシリン系、セフェム系抗生物質や非ピリン系のアセトアミノフェンが比較的安全に投与できる。
麻酔	オーラ注Ct通常量の使用は問題なし。			子宮収縮作用があるためシタネストCtは避けた方がよい。
その他	乳房が大きくなる。	膀胱が圧迫され頻尿になる。腰痛や背部痛、むくみ。	おなかが突き出てきて反り返った姿勢に。静脈瘤、便秘、痔、おなかの張り。	仰臥位性低血圧に注意。診療体位は半仰臥位（約135度程度）とし、右腰下にクッションを入れ母体をやや左に傾ける。

【参考・引用文献】
1）国民衛生の動向2010/2011・厚生の指標　増刊・57(9)、財団法人 厚生統計協会、東京、2010
2）Jan Linde、監訳 岡本　浩：臨床歯周病学とインプラント　第4版 基礎編．クインテッセンス出版、東京、2005
3）James A. Giglio、Susan M. Lanni、Daniel M. Laskin、Nancy W. Giglio、Oral Health Care for the Pregnant Patient. J Can Dent Assoc：75(1)：43-48, 2009
4）Hugh Silk、Alan B. Douglass, Joanna M. Douglass, Laura Silk., Oral Health During Pregnancy. Am Fam Physician：77(8)：1139-1144, 2008
5）水野正彦、武田佳彦：今日の産婦人科治療指針．医学書院、1989
6）橋本正淑、郷久鉞二：女性の心身医学．南山堂、1994
7）Gilian Pocock, Christopher D. Richards、監訳 岡野栄之、植村慶一：オックスフォード・生理学　原書3版．丸善、東京、2010
8）Michael G. Newman, Henry H. Takei, Fermin A. Carranza、監訳 申　基喆、河津　寛、嶋田　淳、安井利一、上村恭弘：クリニカルペリオドントロジー．クインテッセンス出版、東京、2005
9）森山万紀子、大橋　靖、鈴木　誠、エプーリスの臨床病理組織学的検討、Niigata Dent J：25(1)：17-25, 1995
10）Yasuko Muramatsu, Yoshinori Takaesu、Oral Health Status Related to Subgingival Bacterial Flora and Sex Hormones in Saliva during Pregnancy. Bull. Tokyodent. Coll.：35(3)：139-151, 1994
11）Kenneth S. Kornman and Walter J. Loesche, The subgingival microbial flora during pregnancy. J Periodont Res：15：111-122, 1980
12）Mascarehas P, Gapski R, Al-Shammari K, Wang H-L, Influence of Sex Hormones on the Periodontium. J Clin Periodontol：30：671-681, 2003
13）Tucker R. Periodontitis and pregnancy. J R Soc Promot Health. Jan;126(1):24-7, 2006
14）Yeo BK, Lim LP, Paquette DW, Williams RC. Periodontal Disease – The Emergence of a Risk for Systemic Condition: Pre-term Low Birth Weight. Ann Acad Med Singapore：34：11-6, 2005
15）Agueda A, Echeverria A, Manau C. Association between periodontitis in pregnancy and preterm or birth weight: Review of the literature. Med Oral Patol Oral Cir Bucal, Sep 1; 13(9):E609-15, 2008
16）Silk H, Douglass AB, Douglass JM, Silk L. Oral health during pregnancy. Am Fam Physician. Apr 15;77(8):1139-44, 2008
17）福岡秀興：生活習慣病(成人病)胎児期発症説からみた成人病の急激な増加、Medical Practice、24：558-560、2007
18）de BooHA, Harding JE: The developmental origins of adult disease (Barker) hypothesis. Aust N Z J Obstet Gynaecol. 46：4-14, 2006
19）Rosengerg PA: Case selection and treatment planning, Cohen S, Hargreaves KM, Keiser K:Pathways of the pulp; 9th ed. Mosby, St.Louis, 80-96, 2006

20) Johnson BR, Fischer DJ, Epstein JB: The medically complex endodontic patient. Ingle JI, Bakland LK, Baumgartner JC: Ingle's ENDODONTICS: 6th ed. BC Deker, Hamilton, 749-779, 2008
21) 古本啓一、岡野友宏、小林　馨：医療・歯科医療における放射線検査とその被曝の実態．歯科放射線学第4版、医歯薬出版、東京、363-365, 2006
22) 森本佳成、丹羽　均、松浦英夫、廣瀬伊佐夫、城　茂治、椙山加綱、澁谷　徹：管理上問題となる疾患．臨床歯科麻酔学第3版、永末書店、京都、93-96, 2005
23) 厚生労働省 HP
http://www.mhlw.go.jp/topics/bukyoku/iyaku/kigu/topics/080707-1.html
24) EFSA Topic：Bisphenol A
http://www.efsa.europa.eu/en/ceftopics/topic/bisphenol.html
25) 須田英明、和達礼子、中田和彦、鈴木一吉、中村　洋、林　宏行、戸田忠夫：根管貼薬剤使用のためのガイドライン：日歯医学会誌、23, 38～48, 2004
26) 井澤常泰：各種根管消毒薬の体内各臓器への移行に関する研究：日歯保誌、30、247～258、1987
27) 畠　銀一郎、西川郁夫、富塚正敏、保　文夫、浜田　毅、戸田忠夫：根管内応用薬剤の全身への移行について．日歯保誌、27, 1037～1045, 1984
28) 丸尾　猛、岡井　崇、編集：標準産科婦人科学　第3版．医学書院、2004
29) Turner M.and Aziz S. R.: "Management of the pregnant oral and maxillofacial surgery patient." J Oral Maxillofac Surg. Dec;60(12):1479-88, 2002
30) Giglio J., Lanni S. M., Laskin D. M., Giglio N. W.: Oral Health Care for the Pregnant Patient. J can Dent Assoc 75(1): 43-48, 2009
31) Moorhead K, Guiahi M.: Pregnancy complicated by Ludwig's angina requiring delivery. Infect Dis Obstet Gynecol. 158-264, 2010
32) Layton S. A., Rintoul M., Avery B. S.: Oral carcinoma in pregnancy. Br J Oral Maxillofac Surg.; 30(3):161-4, 1992
33) 佐藤孝道、他：妊娠と薬．薬業時報社、東京、1992
34) Drugs Information for the Health Care Professional. USPDI. 27th edition 2007. (FDA Pregnancy Category).
35) Prescribing Medicines in Pregnancy 4th edition: An Australian Categorisation of Risk of Drug Use in pregnancy Australian Drug Evaluation Committee. 1999
36) 雨森良彦、監修：妊娠中の投薬とそのくすり　第4次改定版．医療品治療研究会、2001
37) 医薬品添付文書

Ⅲ 健診について

1．母子保健の流れと乳幼児健診のあり方

　歯科医師、歯科衛生士が妊婦からの育児支援を行っていく事は大きな意義があり、厚生労働省の『健やか親子21』には、「子どもの心の安らかな発達の促進と育児不安の軽減」が取り上げられている。支援を行う際には、育児不安を軽減するような対応をとるべきである。保護者の話を良く聞き、傾聴、受容、共感の姿勢をとることで安心感を与え、信頼関係を構築する。

　しかし、集団健診では時間も限られ、個々に合わせたアドバイスが行いづらい場合もあるため、歯科医師、歯科衛生士、保健師、栄養士が連携しチームで対応できるような体制作りを行う。

1）健診時の注意事項
（1）妊婦歯科健診

　事前に妊娠からこれまでの状況、現在の心配事をアンケート用紙等で把握しておくようにする。健診では、現在の健康状況、妊婦の口腔に関する知識やこれまでの歯科受診経験、歯科治療に関する希望など、妊婦の話を良く聞く姿勢をとる（傾聴）。そして妊婦の不安や心配事を理解し、将来の子育てに「共感」し、その背景や知識に適した正しい情報を提供する。また、口腔内の現状について健診結果を分かりやすく説明し、問題点を解決する方法を共に考え、実施可能な口腔ケアのアドバイスやかかりつけ医の受診を薦める。なお、パンフレットやリーフレットなどの媒体を使用することで、より理解が得やすくなる。健診ではう蝕の有無、歯肉の状況ばかりでなく、妊娠による変化など生活習慣等の情報を聴取する。診療室で行う際は、ブラッシング指導だけでなく、PMTCを行うことで妊婦のモチベーションが向上し、口腔ケアに対する関心も高まることが期待される。

（2）乳幼児歯科健診

　事前に、母子健康手帳やアンケートなどから、出産状況、生育状況、食習慣、歯磨き習慣、保護者の質問事項を把握しておく。妊婦歯科健診と同様に、保護者の話を良く聞く姿勢をとり（傾聴）、保護者と子どもの生育環境を理解し、相手を尊重し、受け入れ易い言葉で話す（共感）。アドバイスをする必要がある時は、まず良い点を誉め、保護者に不安を与えない様に配慮する。

　健診時に診るべき項目は、P96の生まれてくる子の口と歯：チェックポイントを参照されたい。

2）母親教室

　母親教室では、はじめに現在の口腔内の状況について、生活環境、歯科に関する知識、子どもに関することなどについてアンケートを行うとよい（表3-1）。

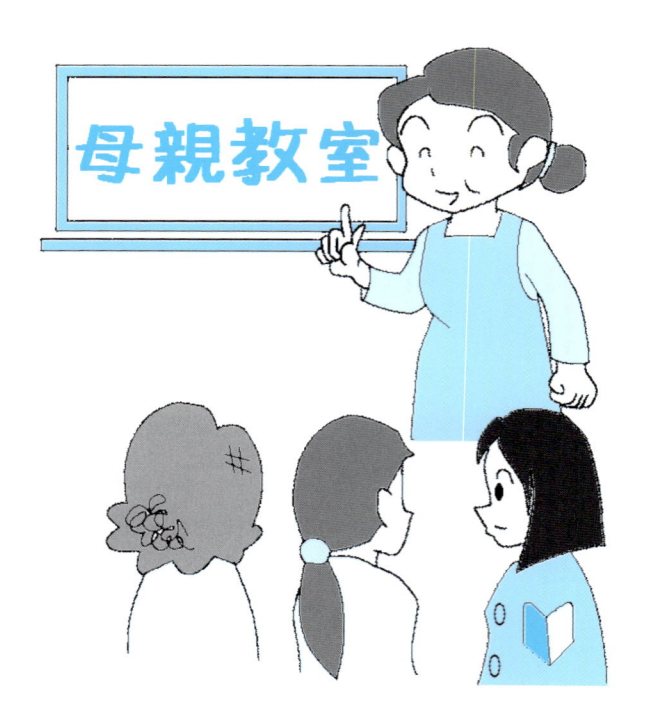

表 3-1

アンケート項目

- 子育てについてどのように考えているか？
- 母乳育児を考えているのか？
- こどもの, 自分の歯に対する関心はどうか？
- 口腔衛生状態はどうか？
- 食生活はどうか？
- 最後の歯科受診はいつか？
- う蝕予防はどのように考えているか？

その後、妊婦自身の歯科疾患の予防、生まれてくる子どもの胎児期における歯の形成、乳歯のう蝕、う蝕原生菌の感染についての情報を提供していく。

　妊婦への歯科疾患予防指導としては、歯科受診の方法や安全性について、う蝕治療の必要性（う蝕病巣の除去）、口腔衛生教育、ブラッシング指導、フッ化物応用、甘味食品（発酵性炭水化物）の摂取回数指導、禁煙教育、などの項目を実施することが挙げられる。これらの集団への教育的アプローチの他に、個々に合わせてブラッシング指導を行うことや、う蝕活動試験を行う等、個別のアプローチを行うことが望ましい。母親教室では、歯科医師や歯科衛生士が一方的に指導するのではなく、妊婦自らの気づきを大切にする。

　また、歯科的なハイリスク者の判別も重要である。う蝕原生菌量が多い（未処置のう蝕がある）、プラークや歯石の沈着がある、歯磨き習慣が不適当、不規則な食事や就寝時間、間食が多く、スクロースの摂取頻度が高い、歯科受診経験が不足している、などの問題点があれば、歯科的なハイリスク者と判断し、それぞれの問題点を抽出して解決に導くことが大切である。妊婦ハイリスク者への対応は、歯科受診（う蝕や歯周病治療）、口腔衛生指導（ブラッシング指導）、スケーリング・PMTC、食習慣指導、フッ化物応用、キシリトールガムの利用、などがある。

　妊婦への歯科的支援として、歯科健診を受けることを勧め口腔衛生状態や知識の評価を受けさせる、かかりつけ歯科医をもつことを勧める（子どものためにも）、子どものう蝕予防についての教育・指導を行う、妊娠中から子育ての支援に関して歯科医師が関わっていくことを説明する、妊娠中の歯科的予防介入が子どもの健康な口をつくる第一歩となることを説明する、などについて行う。

　さらに、妊婦自身の歯科的健康だけではなく、生まれてくる子どもについての指導も重要である。子どもが生まれる前に指導・支援するポイントを、表3-2 に示す。中でも大切なのは、子どもの歯科疾患予防へのアドバイスである。特に、う蝕原生菌の感染対策としては、う蝕原生菌（ミュータンスレンサ球菌）は母子伝播することを理解させ、妊婦自身の口腔内う蝕原生菌の減少を図っていく（表3-3、3-4）。また、う蝕が生活習慣病であることも忘れではならない。Ramosら[1]は、保護者の歯磨き習慣や間食習慣が子どもの早期う蝕発生に関係していると報告している。夜間授乳、卒乳の遅れ、仕上げ磨き習慣、間食時間の規則性、家庭内喫煙者の要因が、幼児のう蝕発生に関与しているとの報告もある（中山ら[2]）。また、最近ではイオン飲料の摂取による影響も問題

表3-2

お子さんの生まれる前に指導，支援するポイント
1. 主な保育者（母親）への口腔衛生指導
2. 食事習慣，母乳による子育てについて
3. 歯の萌出について
4. フッ化物応用によるう蝕予防について
5. 外傷の予防について
6. 歯科医院の受診について

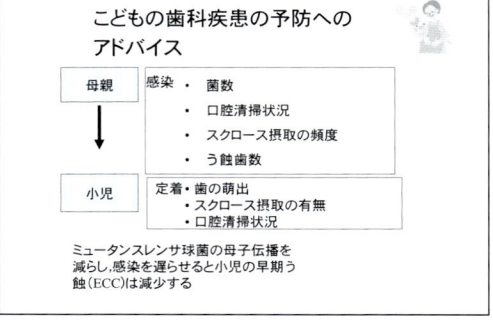

表3-3

こどもの歯科疾患の予防へのアドバイス

母親 → 感染・菌数
・口腔清掃状況
・スクロース摂取の頻度
・う蝕歯数

小児 定着・歯の萌出
・スクロース摂取の有無
・口腔清掃状況

ミュータンスレンサ球菌の母子伝播を減らし，感染を遅らせると小児の早期う蝕（ECC）は減少する

表3-4

こどもの歯科疾患の予防へのアドバイス（感染症）
・母親のミュータンスを減少
・母子感染頻度を減少，伝播の遅延
・こどもへの感染，定着の減少遅延

↓

・こどものう蝕発生の減少

表3-5

こどもの歯科疾患の予防へのアドバイス（生活習慣病）

保護者の歯磨きの習慣や間食習慣口腔衛生に関する知識がこどもの早期う蝕発生に関係。
Ramos-Gomez FJ., Bacterial, behavioral and environmental factors associated with early childhood caries. J Clin Pedi Dent 2002;26(2):165-73.

夜間授乳，卒乳の遅れ，仕上げ磨き習慣，間食時間の規則性，家庭内喫煙者の要因が幼児のう蝕発生に関連
中山佳未：家庭内喫煙者の有無と幼児齲蝕の関連性について，口衛誌，2008．

↓

保護者への生活習慣指導，口腔衛生に関する教育が有効
規則正しい食生活，スクロースの頻度，歯磨き習慣

となっている。イオン飲料のpHは3.6〜4.6と低いが、歯のエナメル質はpH5.4以下では脱灰が起こり、う蝕になりやすいことが知られている。ジュースはスクロースが入っていることの影響のみならず、pHも低いものが多く、う蝕の原因となりやすい。これらの飲料を長時間かけて飲んでいたり、頻繁に飲んでいたり、またペットボトルをくわえたままでいること等が、う蝕の原因となっている。

　まとめとしては、低年齢の子どものう蝕の原因には、う蝕原生菌の早期感染、卒乳の遅れ、夜間授乳、哺乳瓶の長期使用、仕上げ磨きをしない、発酵性炭水化物やイオン飲料の頻繁な摂取、歯科的健康に関する誤った知識や情報、歯科治療の遅れ（専門医の受診の遅れ）があり、これらへの対策が重要となる。

2．歯科健診での歯科衛生士の役割

1）歯科衛生士の役割

　妊娠中（特に初妊婦）は精神的に不安定になりやすい。また、歯科疾患のリスクが高くなるのもこの時期だといわれている。
　そこで、歯科健診に訪れた妊婦に対して歯科による不安感・緊張感を取り除くためにも、初回の健診で信頼関係を築くことが大事になる。信頼関係を築くには、医療面接時のインフォームドコンセントが一番大切であるが、妊婦がリラックスして診察を受けられるような雰囲気作りは、歯科衛生士の重要な役割である。したがって、母子健康手帳に記載されている産婦人科等の健診状況や、医療面接で得られる背景等を把握しておくことが重要になってくる。

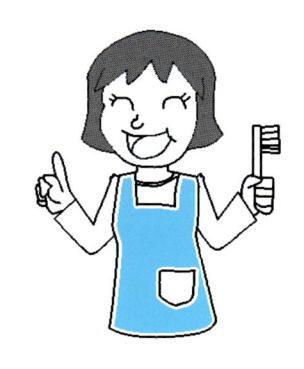

① 妊婦の食生活

　妊娠中は胎児のためにも、妊婦自身が出産に耐えられるよう、十分な栄養素が必要になる。妊婦が必要な栄養素は、鉄分・カルシウム・たんぱく質である。鉄分は、妊婦や胎児の血液中の赤血球を作りだす成分であり、ビタミンCと合わせて摂取することで、さらに吸収率が高くなる。カルシウムは、胎児の骨と歯を形成するほか、血液や体液や神経組織に含まれ、心臓の鼓動を保つなど、妊婦にとって重要な栄養素になる。たんぱく質は、胎児の血液、内臓等を形成するものである。しかし、妊娠中のつわりや食の好みの変化等で、脂肪分、糖分の過度な摂取により体重増加や妊娠高血圧症候群を引き起こすことがある。出産後もまた、育児に追われ食生活の乱れが起こることがあるので、それらを「一時的な乱れ」なのか、「元からある習慣」なのかを良く聴取することも大事である。そして、妊娠中同様、出産後も規則正しい食生活指導により、子どものう蝕予防に繋がることを説明する。

② 支援

　妊婦の歯科健診で重要なことは、通院につなげる事である。
　妊娠すると、貧血やつわり、お腹の張り、腰痛等で外出が億劫になりがちである。また、歯科に対する恐怖心も高いため、初回から長時間力を入れて何もかも行おうとすると、受診が中断する可能性がある。

育児で疲れた妊婦は、自分の食事やブラッシングが疎かになりやすい。そのような妊婦に対して、通院しやすい環境をつくることも、歯科衛生士にとっての大きな役割になる。そのためには、ブラッシング指導や食事指導等を行うにあたって、押し付けのない雰囲気でリラックスして指導を聞けるような配慮が必要である。

③ 歯科医師との連携
　妊婦の歯科治療や歯周治療を行う際には、歯科医師との連携が重要である。歯科治療に関しては、始まる前に妊婦に恐怖心を与えないように話を聞き、現在の体調や気分等を歯科医師に報告することで、スムーズな治療ができる。歯周治療においては、歯肉の状態や出血の有無等を歯科医師に報告することで、口腔内の状態を歯科医師も把握することができる。このことから、歯科医師との連携が上手く取れていないと、患者に不信感を与えることになり、良い健診、良い診療は出来ない。

④ 唾液検査
　妊婦の多くが、ブラッシング不良等からなる歯科疾患のリスクを有している。これらを軽減させるためには、唾液検査で口腔内の状態を把握し、各個人のう蝕予防プログラムを作成することが重要になってくる。唾液検査によって得られる情報は、う蝕罹患状況、食生活の状況、ブラッシングの状況、フッ化物の使用状況等である（唾液検査のすすめ方 P23 参照）。

2）妊婦への対応
① 妊婦健診
　産科等で妊娠が確認された妊婦は、まず地域で指定されている窓口（市区町村役場や、健康センター）で妊娠届出書を提出し、母子健康手帳を受け取る。その母子健康手帳の中には、妊娠中ならびに出産後の歯の状態の記載ページが必ずある。
　また、妊娠中は女性ホルモンの影響や、つわり等での不十分なブラッシングにより妊娠性歯肉炎や妊娠性エプーリスの悪化などを引き起こしやすい。そのような妊婦に対して、歯科健診や歯周病健診に加え、ブラッシング指導や食事指導の実施、さらに唾液検査を行っている地域も増えている。
　平成24年度から新しい母子健康手帳が配布されることが厚生労働省から発表された。

妊産婦の安全に関する意識や状況の変化、妊婦健診診査の充実をはかるために、妊婦・分娩のリスクについて、高齢妊娠や喫煙、基礎疾患への注意などが記載されている。

また、乳幼児身体発育に関する図表も改訂されている。妊産婦および子どもの健康を守るために役立ててほしい。

（詳細はP130～137を参照）

② 妊婦歯科健診

妊娠中は、つわり等での不十分なブラッシングにより歯肉炎や歯周病を引き起こしやすい。また、歯周病は早産の原因（羊水中のプロスタグランジンの作用でサイトカインが発生し、好中球遊走、タンパク分解酵素の産生を促し、出産予定前の子宮の収縮が生じる）にもなり、胎児への悪影響を及ぼす危険性があるため、初回に行うブラッシング指導のモチベーションが重要である。モチベーションのポイントとしては、妊娠中はどのように口腔内が変化しているかを伝えることと、プラークコントロールの重要性である。妊婦の多くが電動歯ブラシを使用している。その理由は、つわり・身重等での影響で生活のリズムが狂い、細かい作業が億劫になるなどである。そのため、プラーク除去が低下し、歯周病を引き起こす結果になる。また出産後については、子どもに対して食べ物の口移し、噛み与えやスプーン等の共有によりう蝕原生菌や歯周病菌の感染を引き起こすことを説明しておく。よって出産後も定期的な歯科健診の受診や、出産した子どもの歯科健診を勧める。

③ 妊婦の歯科診療の考え方

初診時に歯周検査を行う場合は、ユニットを倒す位置（妊婦に確認しながら倒していくと良い）に注意して行う。必要に応じてTBIから開始する。歯ブラシは、柔らかめのものを使用してもらう。スケーリングを行う場合は、妊婦の負担にならない程度に短時間で行う。その際、出血が伴うことを十分理解してもらってから行う。治療計画は妊娠期の体調も踏まえて、出産後までの長いスパンで考えた方がよい。出産直前は、応急処置のみで歯科治療を中断するケースがあるため、出産後も、引き続き歯科治療に来るよう勧める。また、出産した子どもの萌出歯のブラッシングの仕方も指導しておく必要がある。

3）子どもへの対応

① 乳幼児歯科健診

　乳幼児期の健診は、産まれて最初の歯科健診であるため、恐怖心を与えないようにし、保護者と乳幼児に対して好印象を与えることが大事である。

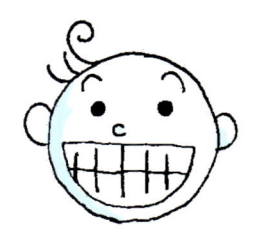

　生後1歳6か月健診や3歳児健診が保健センターにより行われるが、地域で行われる以前にも、1歳までに歯科を受診されることが望ましい。

　母子健康手帳には、保護者の記録の欄に歯の萌出の時期の記載や歯の形、歯肉の質問欄がある。妊婦のうちに生まれてくる子どもの歯に関心を持ってもらえる様に説明する必要がある。

- 乳歯が萌出してすぐの時期（11～36か月）は、エナメル質が未成熟であるため糖分を多く含んだ飲料を摂取するとミュータンスレンサ球菌が増殖し、歯質に定着し脱灰へと進む。
- 1～2歳児では、上顎前歯部、下顎前歯部の順にう蝕になりやすく、特にプラークが付着しやすい（夜間の授乳や哺乳瓶でのジュース等の摂取）上顎前歯唇側の歯頸部が好発部位である。
- 2～3歳児では、第一・第二乳臼歯の咬合面がう蝕になりやすい。
- 3～5歳児では、第一・第二乳臼歯の歯間部が好発部位である。

以上のことを踏まえて、保護者へ生活習慣や仕上げ磨きの仕方等の指導を行う。

　仕上げ磨きのポイントは、保護者の膝の上に子どもを仰向けに寝かせ、頬粘膜を排除するなどして口腔内を直視して行う。子どもが嫌がらない程度の力で磨き、隣接面はフロスを使用することが重要である。泣いて嫌がる場合、母親が磨くのに夢中であることが多い。歯磨きの時間が親子のスキンシップになるように、母親には、子どもがリラックスするような笑顔で話しかけながら行うようアドバイスをする。子どもの好きな音楽を流したり、歌を歌いながら磨くようにする。そして少しでもできたら誉めることも大切である。

[フッ化物の応用]
　フッ化物配合歯磨剤は、う蝕予防には有効になってくるので使用を勧める。まず歯の萌出と共に行い、うがいの出来ない乳幼児に対しては100ppmのものを勧め、4歳以下の小児の仕上げ磨きには100ppm、500ppmのものを勧める。隣接面にはフロスにつけて磨くよう勧める。
フッ化物配合歯磨き剤の効果的使用法（うがいができる子ども）
　① グリーンピース大の量の使用
　② 歯磨き剤を歯面全体に広げる
　③ 歯磨き後少量の水を含ませ30秒間ぶくぶくうがいをする
　④ 洗口後の吐き出しは出来るだけ一回程度にする

② 就学前歯科健診
　第一大臼歯を始めとする永久歯の萌出期は、乳歯の萌出期と同様エナメル質が未成熟なため、う蝕になりやすい。その反面、フッ化物が浸透しやすいとされている時期でもある。また、咬合面のう蝕予防にはフイッシャーシーラントが有効である。学童期は、混合歯列期でもあり、プラークコントロールが難しい時期であるため、フッ化物の応用が必要不可欠になってくる。学童本人へのTBIも大切だが、確実なフッ化物歯面塗布も重要になってくる。

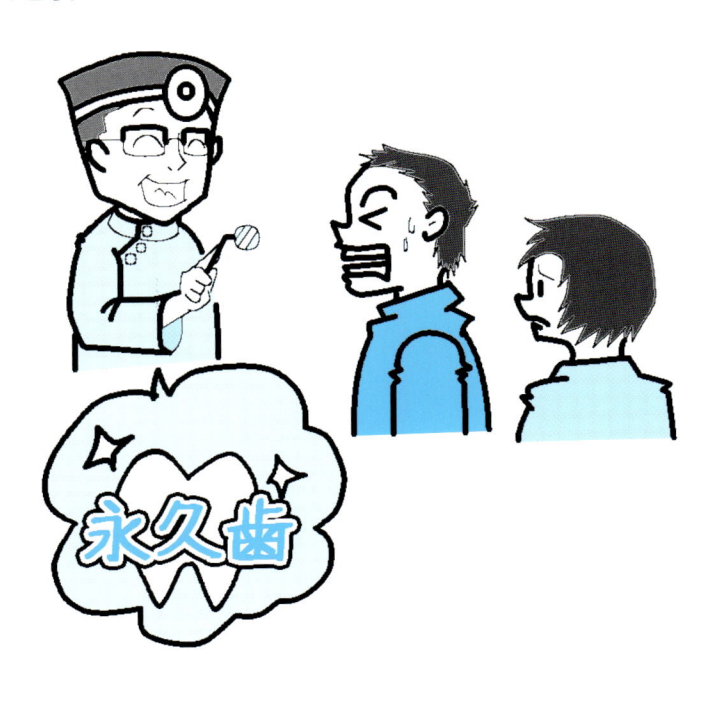

【参考・引用文献】
1）Ramos-Gomez FJ, Weintraub JA, Gansky SA, Hoover Cl, Featherstone JD : Bacterial, behavioral and environmental factors associated with early childhood. J Clin Pediatr Dent. Winter; 26（2）:165-73, 2002
2）中山佳美、森満：家庭内喫煙者の有無と幼児う蝕の関連性について．口腔衛生学会雑誌、58（3）：177-183、2008
3）小児歯科学会 HP の QA
4）日本小児歯科学会編：乳幼児の口と歯の健診ガイド．医歯薬出版
5）福岡秀興：胎児期からの食育．母子保健情報．56：14-17, 2007
de Boo HA, Harding JE.: he developmental origins of adult disease（Barker）hypothesis. Aust N Z J Obstet Gynaecol. Feb：46（1）：4-14.T, 2006

Ⅳ 母親への指導
－子どもの歯を守るために－

1．妊娠期

1）乳歯の発育

(1) 歯胚の形成開始

　乳歯の発生は妊娠7週目ころで、妊婦自身も妊娠の自覚があまりないころである。

　この時期、将来の乳歯の数と位置に一致して上下合わせて20個の細胞の塊が口腔上皮から出来る。これが乳歯の基となり歯胚とよばれる。細胞の増殖とエナメル器が出来、妊娠4か月頃には次々とエナメル質、象牙質、歯髄、セメント質、歯根膜を作る部分に分かれ組織が分化する。

(2) 石灰化開始

　妊娠4か月ころより乳歯の石灰化が開始される。カルシウムやリンなどが沈着し硬さを増してくる。出生のころには乳歯の歯冠の一部が出来始める。また第一大臼歯は石灰化が同時に開始されている。

　出生時、環境の変化たとえば熱性疾患や栄養障害がある場合に歯の成長が一時的に停止することがあり、結果として「新産線」と呼ばれる低石灰化の部分がエナメル質、象牙質に現れることがある。

(3) 歯冠の完成

　出生1か月半くらいから乳中切歯は歯冠が完成し、乳側切歯、第一乳臼歯、乳犬歯、第二乳臼歯と完成し、萌出の準備を始める。

２）健康な歯

　妊娠中の母親の食事から吸収された栄養は、胎盤をとおして胎児に届き歯の形成、成長にも関与する。よって、歯の形成に必要な良質なたんぱく質、カルシウム、ビタミンA、C、Dが不足しないように心掛ける。むし歯にならないような食品があるわけではないが、妊娠期に必要な栄養素を摂取することを心がけていれば健康な歯も育つ。

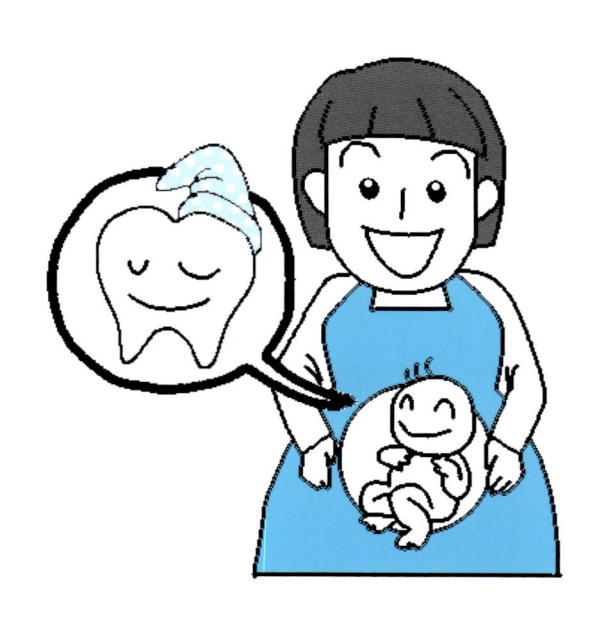

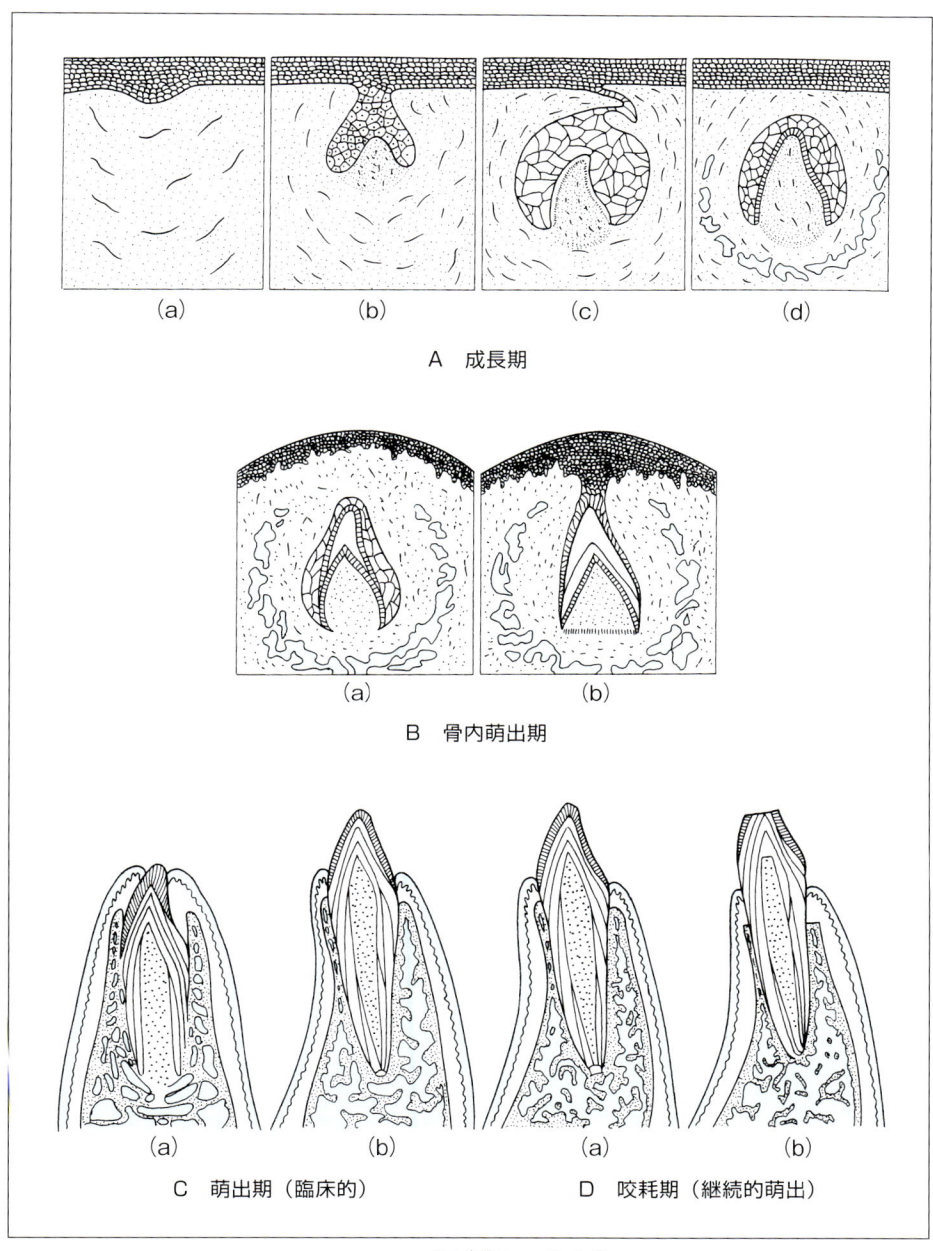

図4-1 歯の生涯（Schour & Massler, 1940）
A：成長期：(a) 開始期、(b) 増殖期、(c) 組織分化期、(d) 形態分化期
B：骨内萌出期：(a) 添加期、(b) 石灰化期
C：萌出期（臨床的）：(a) 萌出開始期、(b) 萌出完了期
D：咬耗期（継続的萌出）：(a) 咬耗初期、(b) 咬耗進行期
出典：全国歯科衛生士教育協議会編、赤坂守人他：新歯科衛生士教本小児歯科学。医歯薬出版。1994

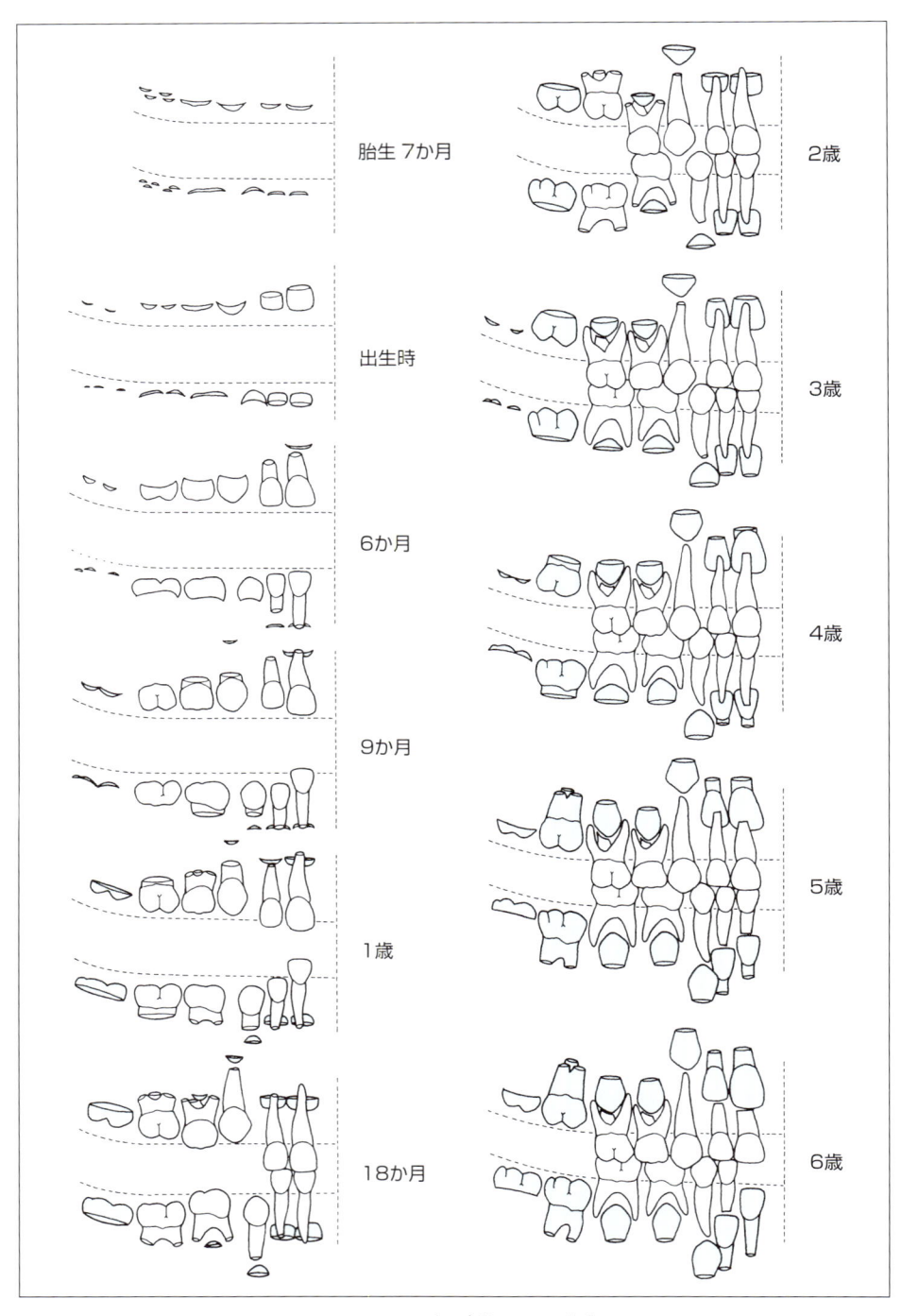

図 4-2-1 歯の萌出図表（Schour & Massler の原図改変）
シャウアー　マスラー
（日本小児歯科学会、1988）
出典：小児歯科学雑誌 26 巻 1 号　P.1-18

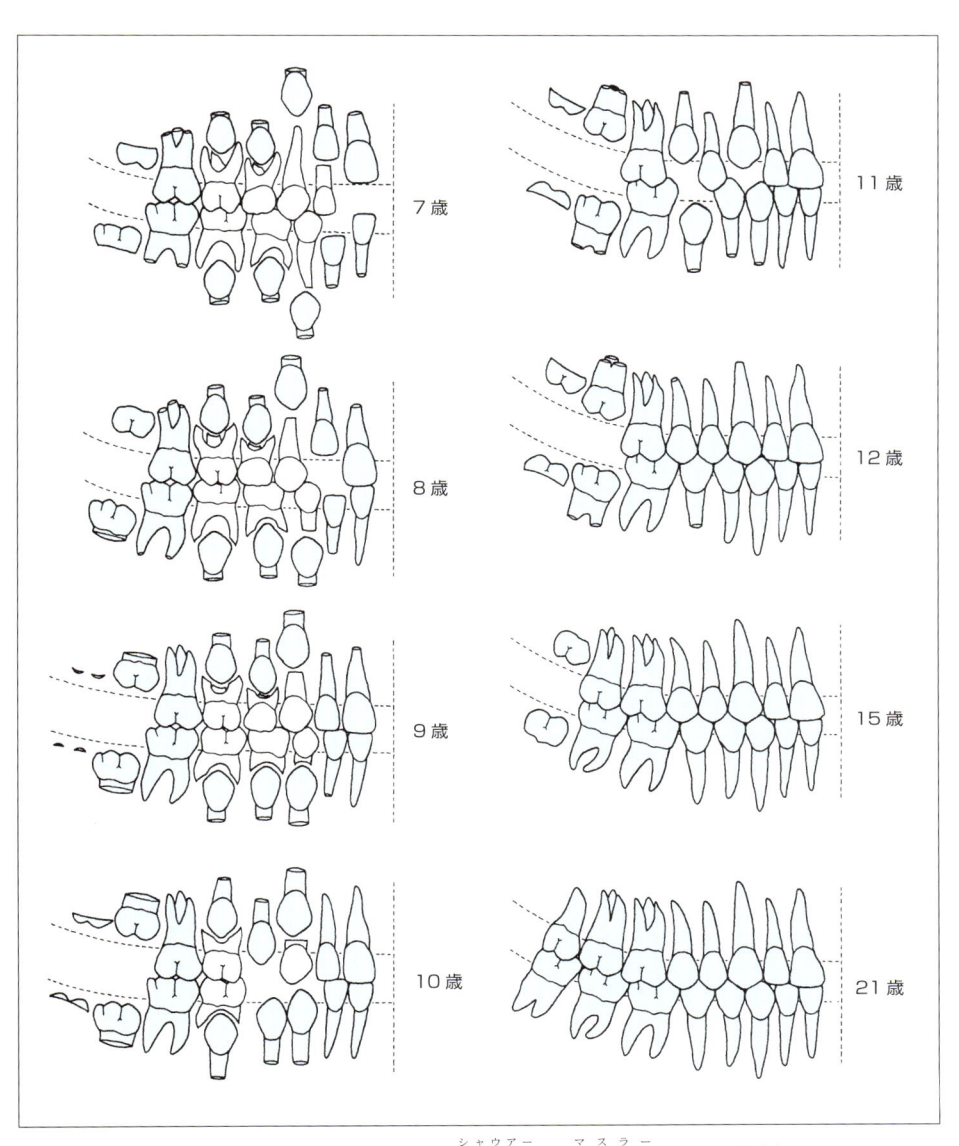

図4-2-2　歯の萌出図表（Schour & Massler の原図改変）

（日本小児歯科学会、1988）

出典：小児歯科学雑誌 26 巻 1 号　P.1-18

2．生まれてから1歳半頃まで

1）乳歯の萌出（8か月頃）
　顎骨内で歯冠が完成すると、継続的に咬合面方向へ移動し同時に歯根も形成されていく。生後8か月ころになると下顎乳中切歯から萌出を開始し次々に口腔内へと移動し、1歳頃には上下顎前歯8本が萌出する。1歳半頃には第一乳臼歯が萌出を開始する。

2）う蝕の好発部位－上顎乳前歯部唇面、隣接面
　う蝕は上顎の乳中切歯の近心面に発生しやすく、次いで唇面である。乳側切歯は唇面、近心面に発生しやすい。乳犬歯は唇面に発生しやすく、次いで遠心面である。下顎のう蝕罹患率は低い。

3）哺乳瓶う蝕
　哺乳瓶で長期間継続してミルクを摂取することにより、上顎乳前歯部の唇舌側面にう蝕が発生する。さらに続けると上顎両側第一乳臼歯にも広がる。ただし下顎前歯部には発生しない。哺乳瓶う蝕は哺乳瓶使用だけでなく、母乳でも起こりえる。つまり哺乳しながら寝ると上唇の前庭部にミルクや母乳が停滞したままになってしまう。睡眠中は唾液の分泌が少なく自浄作用が悪い事が原因である。
　また、哺乳瓶を使用してスポーツ飲料、乳酸飲料、ジュースなどを持続して飲用することでも発生する。

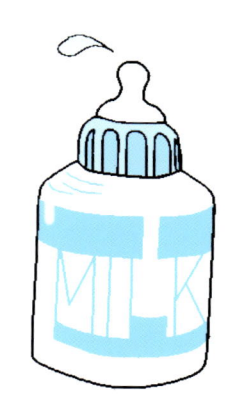

4）う蝕予防
（1）食生活：4～5か月頃から離乳食が始まって1歳半頃にはそろそろ卒乳の時期である。この時期は食生活習慣を形成する大切な時期である。極度に甘いものを好きにしないように気をつける。飲食物はだらだらと時間をかけすぎないことが大切である。

（2）ブラッシング：上下8本の歯が萌出してきたらブラッシングの練習を始め、子どもに歯ブラシの感触をなじませる。第一乳臼歯が萌出してきたら、ブラッシング習慣をつける。保護者は足を投げ出して座り、子どもを仰向きに寝かせ頭の方から子どもの口を覗き込むようにしてブラッシングをする。泣き叫ぶ場合や口を閉じた時は、唇側、頬側を磨き、「ワーッ」と泣く場合は口を開くのでその時舌側を磨くようにすると良いかもしれない。飲食後、ブラッシングを実行したいが思うように行かない場合は、必ず夜寝る前に一度ブラッシングをする。

（3）歯科医院における予防：第一乳臼歯が萌出してきたら、フッ化物によるう蝕予防を始める。

3．1歳半頃より3歳頃まで

1）乳歯列完成（3歳頃）
3歳頃には乳歯20本が完全萌出し、乳歯列が完成する。

2）う蝕の好発部位― 3～4歳　乳臼歯部咬合面小窩裂溝
　　　　　　　　　　　4～5歳　乳臼歯隣接面

乳歯列が完成すると第一乳臼歯は咬合面が最も多く、次いで遠心面である。第二乳臼歯は咬合面が最も多く、次いで近心隣接面に起こる。

3）う蝕予防

（1）食生活：3度の食事を十分摂り食事の後はお茶、水を飲ませ終了する。間食の摂らせ方は、食べる量だけを出すようにし、遊びながら食べるなど長い時間をかけない。そしてお茶、水を飲ませる。

（2）ブラッシング：歯ブラシを持たせ自分で磨くことを覚えさせ、本人磨きの習慣を徐々につける。この時保護者は口を開け向かい合い、保護者の頬に指で「こっちよ、次はここよ」と順番を教えるとスムーズにできる。最後は上手に出来た事をほめて終わりにする。しかし、運動能力からいっても自分で丁寧に歯が磨けるわけではないので実際に歯を磨くのは保護者である。

（3）保護者へのブラッシング指導：子どもを仰向けに寝かせ、頭の方から子どもの口を覗き込み、左手で子どもの顎を支える。ブラッシングは右上から、あるいは左下からなど磨く順番を習慣づける。例えば上顎右側乳臼歯から磨き始め上顎乳前歯→上顎左側乳臼歯→下顎左側乳臼歯→下顎前歯→下顎右側乳臼歯という具合である。左の人差指を使い、磨く歯が見えるように唇を除去しながら磨く。乳臼歯部は頬側面、咬合面、舌側面の順で面別に、前歯部は唇側面、舌側面と同じように別々に磨く。1つの面を10回位磨く。乳歯の隣接面は面接触であるためフロスの使用は効果的である。毎食後のブラッシングを勧めるが、やむをえない時はお昼寝前、夜寝る前には丁寧なブラッシングを実行する

（4）歯科医院におけるう蝕予防：定期的なフッ化物塗布によるう蝕予防を始める。

4．3歳頃より6歳頃まで

1）第一大臼歯の萌出が開始（6歳頃）

　6歳頃になると第一大臼歯が萌出を開始する。萌出直後の永久歯（幼若永久歯）は歯質は未成熟であり、咬合面の裂溝は形態が複雑なうえ石灰化が不十分である。特に第一大臼歯は咬合平面まで完全萌出するまでに4か月〜1年という時間がかかり、第二乳臼歯と階段状になって遠心は歯肉弁で被覆されるため、プラークコントロールが困難である。

2）う蝕の好発部位－　3〜4歳　　乳臼歯部咬合面小窩裂溝
　　　　　　　　　　　　4〜5歳　　乳臼歯部隣接面
　　　　　　　　　　　　6歳　　　　第一大臼歯咬合面小窩裂溝

3）う蝕予防

（1）食生活：一人で冷蔵庫を開けることができるため、アイスクリームなど甘い物の買い置きに注意する。飲食後には水またはお茶を飲むことを定着させる。

（2）ブラッシング：積極的に本人がブラッシングするよう習慣づける。しかしブラッシングのテクニックは十分とはいえない。夜寝る前、本人が磨いた後保護者が点検しながら3歳までに獲得したブラッシング方法で、再度磨いてあげるようにする。特に第一大臼歯は完全萌出まで期間が長いため、保護者が丁寧に磨く。また、フロスの使用を義務づける。

（3）歯科医院における予防：フッ化物による予防を行う。特に第一大臼歯にシーラントを行うのも一つの方法である。

5．小学生の頃

1）混合歯列期

小学生の間は乳歯列から永久歯列へと口腔内も変化に富む時期である。

萌出直後の幼若永久歯は象牙質が薄く歯髄腔が大きいためう蝕の進行が早い。

また社会生活が多様化しブラッシングがおろそかになったり、歯列不正が原因で歯肉炎を起こしやすい時期である。

2）う蝕の好発部位 ー
6〜7歳　　第一大臼歯咬合面小窩裂溝
8〜9歳　　上顎前歯部隣接面・口蓋側小窩
10歳以降　側方歯群・第二大臼歯咬合面小窩裂溝

3）歯周病

（1）不潔性の歯肉炎

最も一般的な歯肉炎で、口腔清掃が不良なために起こる。

（2）思春期性の歯肉炎

　　思春期になると出血性増殖性歯肉炎の症状が見られ、口腔清掃状態が悪かったり、歯列不正があったりすると炎症がさらに悪化する原因となる。歯口清掃により改善することが多いが、清掃時は出血を伴う。また口腔清掃が良くても発症することもある。それはエストロゲン、プロゲステロンなど思春期特有のホルモンの変化によるものと考えられている。

（3）全身性の歯肉炎

　　血友病、白血病、血小板減少性紫斑病などの血液疾患や小児糖尿病、内分泌障害など全身疾患に罹患している時の歯肉炎の症状にも注意を払う必要がある。

（4）若年性の歯周炎

　　二次性徴期頃に発症すると言われるが、急性の経過をたどる事が多い。

　　急激な歯槽骨の吸収が起こり、ポケットが深くなるため、歯の動揺がみられるようになる。この時期、特に切歯部と第一大臼歯に骨吸収が起こることがある。

4）う蝕、歯周病予防

　食生活：お小遣いでおやつを購入出来るようになるため、偏食などについて食生活を見直す事も必要である。

　ブラッシング：低学年のうちはまだ隅々までのブラッシングが出来ないので、保護者が手伝いながら仕上げ磨きを行う。

　本人へのブラッシング指導：歯の交換時期であり、また歯列の状態により個々にあった指導が必要であるが、歯肉ポケットに歯ブラシの毛先が届くようなブラッシング方法により歯肉炎の予防をする。フッ化物添加の歯磨き剤を使用する。

　歯科医院における予防：論理的に物事を理解できるようになるため、う蝕、歯肉炎についての話をする。フッ化物塗布、PMTCを定期的に行う。またシーラントの応用も必要に応じて行う。

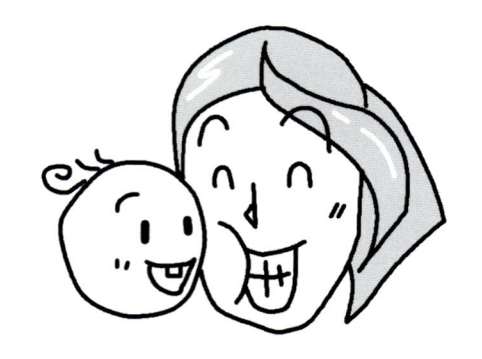

6．赤ちゃんの歯は妊娠中に作られる

乳歯は妊娠7週頃から発生し、一定の過程をたどりながら成熟していく。妊娠中の健康管理に注意して歯の正常な発育を助けることが大切である。

1）喫煙について
（1）喫煙の影響
①早産・流産

母体にニコチン、一酸化炭素が吸収され、それにより血管を収縮させ血流を悪くする。また血液中の酸素不足を起こしてしまう。その結果、成長に必要な酸素や栄養が十分に胎児に行き渡らないため、胎児が胎内から出ようとして早産、流産につながってしまう。

②低体重児

上記のように胎児への栄養素や酸素の不足により、生まれてくる赤ちゃんが低出生体重児となる可能性が高くなる。

（2）受動喫煙の影響

たばこを吸わない人が、喫煙している人から流れてくるたばこの煙を吸い込んでしまうのは、フィルターを通して吸っている喫煙者よりも害があるので、周りの人も分煙、禁煙に協力する。

2）妊娠中の食事
（1）栄養

妊娠中の母親の食生活から吸収された栄養素は、胎児の歯の成長に関係し乳歯の質に影響する。良質なたんぱく質、カルシウム、ビタミンA、C、Dなどが不足しないよう心がける。インスタント食品、加工食品、ファストフードなどに頼り過ぎないようにすること。母体の健康維持と赤ちゃんの発育のために量より質のバランスが大切である。

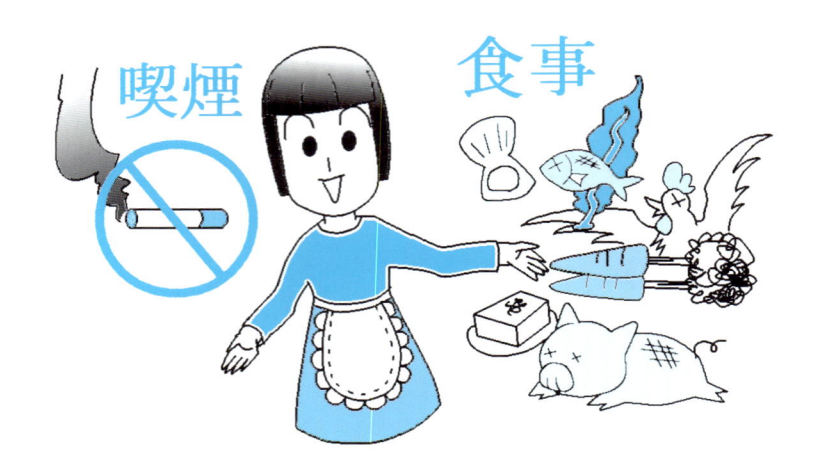

（2）貧血

　　　妊娠中期頃より大きくなる赤ちゃんや胎盤は鉄分を必要とし、不足すると鉄欠乏性貧血になる可能性がある。そのまま放置すると赤ちゃんに十分な栄養を送るための血液が少なくなる。貧血の予防・改善には、バランスの取れた食生活と鉄分を多く含んだ食品をたくさん摂ると良い。

鉄分を多く含む食品

大豆製品	豆腐　みそ　納豆
海藻類	わかめ　ひじき
緑黄色野菜	ホウレンソウ　小松菜
卵黄　チーズ　レバー	豚　鶏　牛
肉	赤身
魚	いわし　サバ
貝類	アサリ　カキ

【参考・引用文献】
1）Ramos-Gomez FJ, Weintraub JA, Gansky SA, Hoover Cl, Featherstone JD.: Bacterial, behavioral and environmental factors associated with early childhood. J Clin Pediatr Dent. Winter; 26(2): 165-73, 2002
2）中山佳美，森満：家庭内喫煙者の有無と幼児う蝕の関連性について．口腔衛生学会雑誌、58（3）：177-183、2008
3）標準小児歯科学．株式会社デンタルフォーラム、東京、1998
4）2010年版　歯科保健指導関係資料．財団法人口腔保健協会、東京、2010

Ⅴ 生まれてくる子どもについて

1．子どもの口と歯

　乳児期は口の機能と形態の変化が最も大きく、哺乳期から乳前歯の萌出を経て離乳期へ移行し、摂食機能を獲得していくための重要な時期である。また子どもの口の健康を保つスタート地点でもある。ここでは乳児期の口腔健康診査のポイントを説明する。

　生まれてくる子どもへのアドバイスを行う際、妊婦は様々な情報に過敏になっているので、将来の子育てに対する不安をできるだけ取り除く。う蝕原生細菌の母子感染への指導だけではなく、まず保護者の生活習慣、食事習慣について説明する。安心して子育てが出来るよう、妊婦の時期から関わる事が大切である。近年、核家族化がすすんでおり、育児や不安を相談する相手が少ない傾向にある。そこで、歯科医師は育児支援や生活を支援する立場になるべきである。

　かかりつけ医は保護者の不安の強い場合、小児歯科専門医の受診を薦め連携をはかるようにする。常に新しい情報を提供し不安を取り除くことが大切である。

　日本小児歯科学会ホームページ　こどもたちの口と歯の質問箱や http://www.jspd.or.jp/public/index.htm 母乳、イオン飲料とう蝕、おしゃぶり、指しゃぶりの考え方、妊婦用歯科用リーフレットを参考にしていただきたい。

チェックポイントと保護者への指導ポイント

口腔内の特徴
 1）**解剖学的特徴：** ①副歯槽堤
  （哺乳を行うための構造） ②吸啜窩
          ③脂肪床
         ④顎間空隙
 2）**歯の萌出：**（1）歯の萌出開始：平均生後8か月下顎中切歯
         時期や順序には個人差がある
  （2）先天歯：過剰歯か乳中切歯（ほぼ乳中切歯）
      母親への乳首の損傷
      リガフェーデ病（舌下部の潰瘍）
      対応：授乳障害があるか体重の増加への影響はあるかを確認する。先天性歯の切縁の削合、コンポジットレジン、グラスアイオノマーセメントにて被覆、または抜歯を行う。抜歯の際は、レントゲンにて確認し、保護者に必ず同意を得る。
 3）**歯肉、粘膜の状態：**（1）上皮真珠（Epstein真珠）：歯堤が吸収されず残遺し、角下したもの
    対応：数週間のうちに自然に消失するため経過観察する。
  （2）萌出性嚢胞：萌出途上の歯の歯冠を覆う退化エナメル質上皮層とエナメル質表面との間に組織液が貯留し嚢胞を形成
    対応：乳歯の萌出で消失するため経過観察する。

4）小帯の異常： 　（1）舌小帯付着異常（癒着症、硬直症）：
　　　　　　　　　　障害：異常嚥下、発音異常、嘔吐反射
　　　　　　　　　　対応：哺乳に障害がなければ3歳まで経過観察する。
　　　　　　　　（2）上唇小帯付着異常
　　　　　　　　　　障害：清掃不良、哺乳障害、歯肉の外傷
　　　　　　　　　　対応：ブラッシング指導、機能的に障害がなければ永久歯萌出まで経過観察する。
5）歯の汚れ： 　歯が萌出したら清掃を開始し、フッ素入り歯磨き剤（100ppm、500ppm、1000ppm）の使用をすすめる。歯磨き剤は研磨剤のないものを選択し、使用量の目安はグリンピース大。上顎平滑面に汚れが付着し易い。食べたら歯を磨く習慣をつける。
6）う蝕： 　小児早期う蝕（Early Childood Caries）：哺乳環境との関連性、ミュータンスレンサ球菌の感染（感染の窓）、保護者の口腔状況とスクロースの摂取の制限、について確認、指導する。
7）歯並び、習癖： 　歯並びについては、臼歯の萌出がなければ咬合は不安定であり経過観察する。吸指癖は、3歳までは生理的行動であるため経過観察でよい。おしゃぶりは、長期使用は問題である（2歳には中止）。特に言葉が出始める時期で、周囲の人とのコミュニケーションをはかろうとする時期におしゃぶりで口を塞ぐことは、子どもの発達上あまり望ましいとは言えない。

1歳6か月児口腔健康診査のポイント

1）歯の萌出状況：第1乳臼歯の萌出によって噛み合わせができつつある。
2）口の機能の発達状況：離乳の完了、幼児食の咀嚼と嚥下
3）発語：意味のある一語文
4）う蝕予防：規則正しい食生活と仕上げ磨き指導
5）咬合：交叉咬合は3歳まで経過観察
6）う蝕：上顎前歯のう蝕

3歳児口腔健康診査のポイント

1）歯の萌出状況：乳歯列の完成
2）口の機能の発達状況：咀嚼と嚥下
3）発語：話文の構造の確立
4）う蝕予防：規則正しい食生活と仕上げ磨き指導。歯磨き習慣の定着の確認、プラークの染め出し評価
5）咬合（反対咬合、開咬、交叉咬合）：幼児期の早期治療はその後の成長促進させる重要な働きを担っており、正常な成長に影響を与える。
6）う蝕：う蝕好発部位での乳歯う蝕は、生活環境因子の影響を受け易い。また、進行が早く歯髄炎への移行もし易いため、実質欠損を見つけたら治療を薦める。

2．赤ちゃんのこころの発達と口の機能

　いよいよ出産。母親が安心して出産し育児していくために、そして何より生まれてくる赤ちゃんが健やかに育つために、歯科医療関係者ができることは何であろうか？それは単に口腔疾患の予防・治療だけではない。子どもの成長を見据えた、全人的健康にかかわるということである。

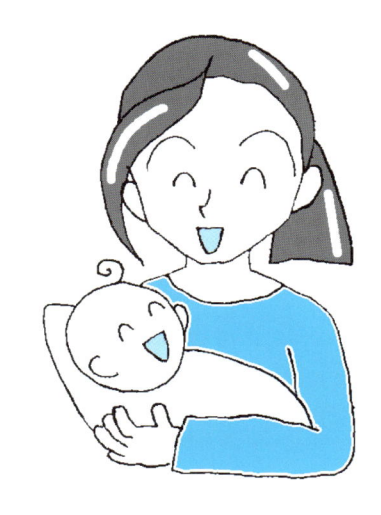

1）アタッチメント
　乳児は母親や周囲の親しい人々との間に情緒的な信頼関係を形成することにより、言葉や社会性、自我、感情の発達がなされていく。この情緒的信頼関係はアタッチメント（attachment）[5]といい、それは「愛着」と表現されることが多い。母親と乳児の間になされるさまざまな相互作用により、アタッチメントは形成されていく。このやりとりの中で、哺乳をはじめとした口へのかかわりは非常に大きい。アタッチメントの形成過程を表5-1に示す。アタッチメントの初期の頃には、子どもの側から母親に伝わるアプローチがはっきりしないことが多く、母親にとっては精神的に満たされないこともあるかもしれない。実は、アタッチメントが子どもの側からはっきり伝わるようになるのは、第3段階である生後1年の後半からである。しかしその結びつきを確かなものにするためには、生まれてからすぐに行われる、抱く、哺乳させる、話しかける、遊ぶ、などの行為の全てが重要である。

表 5-1　アタッチメントの形成過程（吉田[6]、1999）

第1段階 出生から4か月	・人に対して関心を示す時期 ・人の顔を見たり、声を聞いたり、抱かれることを好む
第2段階 4か月から6か月	・母親のようにいつも世話をしてくれる人に対して関心を示し、関係をつくる行動がはっきりしてくる時期 ・笑ったり、泣いたり、しがみついたりする行動が明確になってくる
第3段階 6、7か月から2、3歳	・心の結びつきがはっきりし、アタッチメントを形成していることが明確になってくる時期 ・いつも世話をしてくれる人を識別して、その人に心を寄せていることが明確になり、後追いや人見知り、母親の出迎えなど、結びつきがはっきりとわかるようになる ・アタッチメントが形成されたことがわかる具体的な行動 　①母親が見えなくなると泣きだす、母親の後を追う 　②泣いているときに、他の人ではだめでも母親があやすと泣きやむ 　③知らない人に出会うと母親にしがみつき安心しようとする 　④母親から離れて遊んでいても、不安になると母親のところに戻る。母親を安全基地として使う
第4段階 3歳以降	・母親にまとわりつくことが次第に減ってきて、必要なときのみ母親にまとわりつく ・母親から離れて友だちと遊ぶ時間が増えてくるが、怖いとき、不安なとき、疲れたとき、体調が悪いとき、愛情に不安を感じたときなどは母親にまとわりつく

2）哺乳機能の発達

　哺乳は、乳児が生まれてすぐに必要な栄養摂取のための機能である。では、これはいつごろから始まっているのであろうか？

　口は、呼吸と嚥下という、人が生きて行く上でなくてはならない2つの機能を担う器官である。そのため、これらの機能は胎生期のかなり初期から発達してくる（**表 5-2、図 5-1**）。受精後胎生 8 週頃には、胎児は人の形になるが、12 週には嚥下が、24 週には吸啜の動きができるようになる。そして 28 週頃には吸啜と嚥下が同期するようになり、これらを自分の指などで繰り返し練習することにより、出生後すぐに哺乳を行うことができる。つまり、母親が妊娠に気付いた時には、すでにお腹の中で胎児の口の発達が始まっているのである。

第V章 生まれてくる子どもについて

表5-2 哺乳に関係した反射の発達

月経齢	刺激部位	反応
8週	口の周囲	頭部・体幹の同側性屈曲（刺激側への屈曲）
9週半	下唇の縁	下顎を下げることによって口を開ける
10週	下唇および下顎	頭部の腹側への屈曲（刺激側への屈曲）
11週〜11週半	口の周囲	体幹の側方への屈曲あるいは頭部の伸展を伴う同側性の回転（刺激側への動き）
12週〜12週半	口唇*・舌**	瞬間的に口唇を閉じる反応、刺激が繰り返されると嚥下反応
12週半	口唇、一側性	頭部の腹側への屈曲および嚥下
13週	口唇*	口唇を持続的に閉じる
	手掌	口の開閉、嚥下、頭部の腹側への屈曲、指の不完全な開閉
14週	口唇の内側	舌の動き**
	上唇*	頭部の屈曲と嚥下を伴う口唇を閉じる反応
17週	上唇*	上唇の突出
20週	下唇	下唇の突出
22週	口唇*	上・下唇の同時的な突出、口をすぼめる
24週	口	吸啜
29週（以前）	口唇*	はっきりした吸啜
未熟児および成熟児	左右の手掌を同時に圧迫する	顔を正中方向へ回転させながら口を開け、舌を上げる（Babkin反射）
成熟新生児	口唇の周囲、口裂の外側	頭部を回転、腹側への屈曲、あるいは伸展させることによって、口を刺激の方へ向かわせるような頭部の動き

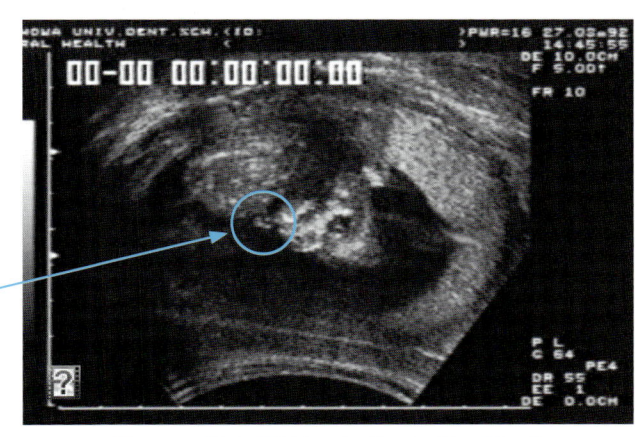

*：口裂あるいは唇の粘膜皮膚境界に対するもの
**：口は普通常に閉じられている、舌の動きはおそらく口が開き始めるのと同時に生ずる

出典：Humphery, 1964[7] 庄司順一訳[8]

図5-1 胎内で指を口に持って行っている

101

乳児のミルクの飲み方は、成人が液体を飲み込む時と全く異なる乳児嚥下という方法で飲んでいる。乳児の哺乳は反射運動である。出生後、乳児には原始反射が認められる。哺乳に関連するものとしては、探索反射や吸啜反射がある。随意運動ではなく、口に入ると反射で吸啜するため、量のコントロールはできない。乳児が反射により哺乳をしている時期から離乳食を開始する生後5か月頃までに、飲み込み方はダイナミックに変化している。

　生後1か月頃まで哺乳時の口の動きは、吸啜反射による規則的で単純な動きがみられる。口は大きな開口状態のまま舌の蠕動様運動により嚥下を行う。その際に上下の口唇全体が乳房に触れることで口腔内の陰圧を保ち、乳首を上顎の奥まで引き込み嚥下を行う。この時期の哺乳時の呼吸は早く浅いため、哺乳による全身の負担は大きい。指しゃぶりを始める生後2〜3か月頃には哺乳反射が少し弱まるが、口に手指など乳首以外の刺激を入れることが反射の減弱にも関わると考えられる。吸啜時の動きは規則的な動きではなく、「遊び飲み」や「ながら飲み」が可能となり、乳首の吸引も強くなり、呼吸を整えながら効率のよい哺乳がみられるようになる。さらに生後4〜5か月頃になると哺乳反射はまだ認められるが、吸啜時の呼吸は整い、他の活動をしながらも哺乳を行うことが可能となる。吸啜反射が消失する生後5〜6か月頃に、離乳を開始する。この時期には、嚥下が随意運動になるために、乳児の「飲む」という行為に意思が反映されるようになり、飲む量を調整し始めるため、一時的にミルクの量が減ってしまうように見受けられることもある。

3）母乳と人工乳

　乳児は、母親からの直接哺乳により、成長に必要な栄養分や免疫を受け取る。はじめに出る母乳は初乳といい、これらの大切な成分が最も含まれている。母乳には、多量の免疫物質である分泌型IgAが含まれており、これは腸管や気管の粘膜表面からの感染を防御する。また脂肪や糖分も感染予防に大きな役割を担っている。さらに栄養面においては、鉄やカルシウムの吸収率が人工乳のそれよりも大きいことからも、母乳哺育は優れた育児方法であることは間違いない。しかしながら、母親自身の病気や生活状況等の理由により、母乳を与えたくても与えられない母親が居るのも事実である。そのような場合に、母親が自分自身を責めることのないよう支援していくことが大切である。最近

の人工乳（ミルク）は品質もよく、栄養面でも優れている。人工乳を与える時も、愛情を持って子どもを抱き、顔を見て話しかけながら授乳することにより、母乳哺育と変わらない母子関係を築くことができる。なお、母乳の出が悪い場合に完全母乳のみにこだわることは、子どもの栄養不良[9, 10]の原因の一つになるおそれがあり、注意が必要である。

　人工乳首と母親の乳首との違いによる乳児の口腔への影響についてであるが、乳汁を摂取する動きは、吸啜という運動によってなされている。母親の乳首であっても人工乳首であっても、吸啜運動は基本的な舌の蠕動様運動によるものである[11, 12]。ただし、母親の乳首からの吸啜の場合、人工乳首と比較して、乳首が変形して適合しやすく、平常時の2倍の長さにまで伸び、またつぶれる形の変化が小さいとされている。一方人工乳首は母親の乳首のように伸びることがなく、吸啜運動によって乳首全体が口蓋に押し付けられると、中が中空のため扁平となりやすい。このように、人工乳首の硬さや形状によって、舌の動きは制限されてしまう。母乳の哺乳を習得する時期である出生直後に人工乳首を与えられると、乳頭混乱（nipple confusion）を引き起こしてしまう可能性もあることが指摘されている[13]。

　母乳哺育と人工乳哺育の場合のその後の歯列や咬合、咀嚼機能に及ぼす影響については、いくつかの研究がなされているが、現在のところ、統一した方向性のある見解は示されていない（表5-3）。母乳か人工乳かということよりも、十分な哺乳時間をとることや、寝かせたままではなく、乳児の上体を60度くらいに起こして抱っこした適切な哺乳姿勢で授乳を行うことの方が、口腔の形態成長を促すには大切である。

　以上のことから考えると、仮に母乳を与えられない場合でも、子どもの将来の口腔機能について、過度な心配をする必要はないと思われる。それでは、人工乳首はどのようなものを選べばよいのであろうか？最近の人工乳首は改良が進められ、形状や硬さ、穴の大きさや形等、さまざまな種類がある。赤ちゃんによって適切なものは異なることから、個々に合ったものを選択すべきである。人工乳首の穴が大きすぎる場合、哺乳時間が短くなったり、子どもがムセたりすることがある。1回の哺乳時間が10～15分程度となるような乳首を選択するとよい。

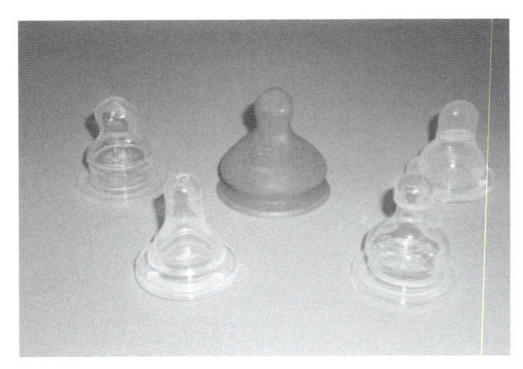

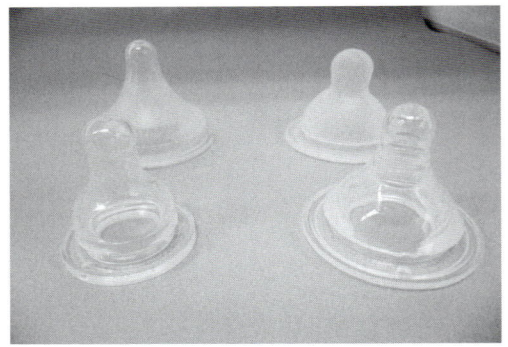

図 5-2　人工乳首

表 5-3　母乳と人工乳に関するこれまでの研究

- Bishara SE, Nowak AJ et al., 1987；母乳群では、上顎前方部歯槽長と口蓋高径で、他のグループの値を下回っていた
- 渡辺洋三、後藤明久ら、1987；授乳方法による乳犬歯間幅径に差はなく、人工乳では下顎遠心咬合が多く、上顎切歯部叢生の解消が少ない
- 千木良あき子、向井美惠、1993；乳幼児期の「下手な食べ方」と哺乳方法との関連性はなく、咀嚼機能発達への影響もなかった
- 山下篤子、千木良あき子ほか、1996；3歳児において哺乳方法、咬合状態、歯間空隙、叢生、指しゃぶりについて調べたところ、授乳方法によって、下顎の大きさの差は顕著でなかった
- 竹腰史子、葉山淑人、1997；母乳群は混合乳群と人工乳群に比べて、上顎歯槽弓長径は有意に小さく、幅径と高径は差がなかった
- 山本誠二、新谷智佐子ほか、2001；母乳を長期に行っている児では、断乳した児と比較して間食を不規則に摂取し、遊び食べをしている者の割合が多い
- 山田　賢、中西正尚ほか、2006；3か月までの授乳方法により、3、4、5歳児の乳犬歯間幅径、咬合力への発達への影響は認められなかった

4）離乳食の時期

　離乳を開始する時期や離乳の進むスピードに目安はあるが、子どもによって個人差が大きい。そのため、月齢や他の子との比較により急ぎすぎることのないように気をつけたい。「飲む」だけの哺乳から、固形食を「食べる」機能を獲得していく時期が離乳期にあたる。機能の獲得状況に合わせながら離乳を進めていく必要がある。

　注）離乳初・中・後の表記について
　　　新しい授乳・離乳支援ガイドでは、「離乳初期」「離乳中期」「離乳後期」という呼び方が消え、それぞれ「生後5〜6か月頃」「生後7〜8か月頃」「生後9〜11か月頃」と表記されている。しかし、子どもの発達には個人差があり、すべてが月齢で判断できるわけではない。そのため、本書では便宜的に、「離乳初期」「離乳中期」「離乳後期」という言葉を用い、それぞれに口の動きの注釈をつけることで表現した。

（1） 離乳初期（口唇閉鎖機能を獲得する）

　哺乳反射の消失や首がすわっていることが、離乳開始の目安の一つと考えられ、ドロドロした形態の食べ物から離乳食を開始する（5～6か月頃）。哺乳反射が残存しているうちは、奥の歯肉に触れると咬みこむ、スプーン等に対する舌の押し出しが強い、指など触れたものをチュパチュパと吸う、といった様子が見られる。うまく離乳が始められないときには哺乳反射が残存しているかどうか、指で触れて調べてみるとよい。

　離乳を開始する時期の口の動きの特徴として、上唇や口角の動きがほとんど見られず、下唇を上唇の中に巻き込むように口を閉じることが挙げられる。乳児嚥下の時期と異なり、口唇を閉じての捕食や嚥下（成人嚥下）が可能となり、舌は前後運動により食物を移送する。

（2） 離乳中期（舌で押しつぶす機能を獲得する）

　乳前歯が萌出してくる時期になると、ドロドロの形態から形がある形態のものを離乳食として用いるようになる（7～8か月頃）。指で容易につぶせるような硬さ（豆腐、プリンなど）を目安とする。舌は哺乳期に蠕動様運動を行い、その後離乳中期に前後運動を獲得しドロドロした形態を送り込むようになるが、さらに舌の上下運動を獲得することで上顎と舌で食べ物を押しつぶすことが可能となる。

　口の動きを観察すると、下唇の見える状態で上下の唇を閉じ、押しつぶす際の下顎の上下運動に合わせて口角は左右に引かれる。押しつぶしをするための口の動きは、下顎上下運動も、口角の左右の引かれ方も、ともに左右均等となる点が、咀嚼運動との違いである。この時期にはまだ下顎側方運動を行うことができず、咀嚼が必要な硬さの食べ物を処理することができない。

（3） 離乳後期（咀嚼の動きを獲得する）

　軟らかい食べ物を舌で押しつぶして飲むことができるようになると、次は咬む機能の獲得である。離乳後期（9～11か月）は、咀嚼の基本的な動きを獲得する。

　この時期には上下4本の乳歯が生え、前歯でおもちゃなどをかじることを覚える。離乳後期後半には、食物を一口かじり摂れるようになる。

　また咀嚼の準備として、下顎は側方運動を獲得してくる。この時期にはまだ乳臼歯が萌出していないため、下顎ですりつぶす動きや、舌の側方運動を行いながら、上下歯肉で食物をつぶし、唾液と混ぜ、食塊形成の後に嚥下が可能となる。顎、頬、唇の協調が

うまくいかないうちは、口腔前庭に食物がたまることもある。歯肉のすりつぶし機能を獲得しているかは、下顎と口唇、口角の動きを観察して見極める。離乳中期の動きと異なり、左右非対称の動きが認められることがこの時期の特徴である。下顎に側方運動が認められるため、すりつぶし時の口唇は非対称に動き、口角は主咀嚼側に牽引される。

　この時期には、咀嚼運動に近い動きが可能であるが、乳臼歯も未萌出であり、その動きは未熟である。そのため、つぶれにくい食材やパサパサしたもの、まとまりにくい食材などは、食塊形成が困難であり食べられないことが多い。

（4）　水分摂取

　母乳や哺乳瓶からミルクを摂取する時期が過ぎると、コップやお椀から水分を摂取する機能を獲得していく。乳房や哺乳瓶からミルクを摂取するためには、下顎を開口させた状態で上下口唇は大きく開き乳房に触れている。一方、コップから水分摂取するためには、成人嚥下の獲得がなされていなくてはならない。下顎を安定させてわずかな開口量を保ち、流れてくる水分を上唇に触れながら取り込み、口からこぼれないように、口唇や頬をすぼめて口腔前庭を閉鎖する動きが必要となる。離乳後期には、このような動きが可能となり、コップから一口に含み飲むことができるようになる。

（5）　自食

　離乳食を始めるときには、スプーンなどで食べさせてもらっているが、3歳ごろまでには食具を使い分けながら一人で上手に食事ができるようになる。自食への移行期に気をつけたいことは、手づかみ食べの機会を減らさない、周囲が汚れても介助しすぎない、という点である。

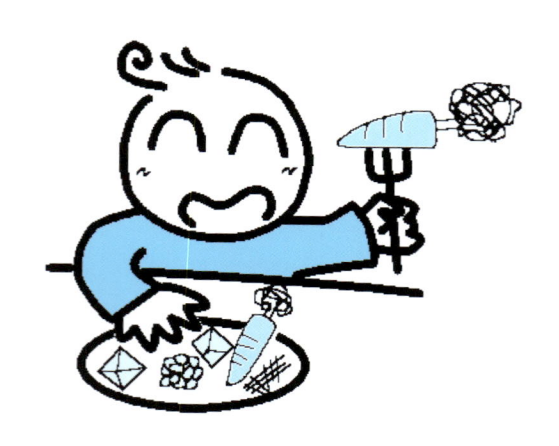

離乳期に食べるための口の機能を獲得し、離乳が完了するころには手づかみ食べを開始するが、この頃は周囲を散らかすことが多い。なぜなら適量をつまみ口に入れる、という食べかたはまだ行えず、食物に顔を近づけ、手のひらでガバッと掴み、口に押し込むという食べ方になりがちなためである。またスプーンやフォークなどの食具の使用を始めても振り回す、スプーンが裏返る、口に入らない、などなかなかうまく使用できない。しかし、手づかみ食べを繰り返すことで、やがて頭を起こしてよい姿勢を保ちながら、適量をつまみ口に運ぶことができ、それらの手の動きと口の食べる動きの協調がとれてくるようになる。手づかみ食べでの手と口の協調がとれてくると、食具の使用の近道にもつながってくる。

5）味覚の発達[14]

　胎生7週には口の粘膜に味蕾が発生し、胎生12週頃には成人の味蕾と同じような形態になる。やがて胎生3～9か月頃には甘味を感じるとされている。また胎生6～8週頃には鼻の原型が現れることから、胎児期から味やニオイの識別は始まっている。羊水には、ブドウ糖、果糖、クエン酸、脂肪酸、リン脂質、クレアチニン酸、尿酸、種々のアミノ酸、尿素、たんぱく質、ミネラル、といった多くの物質が含まれている。これらは母親が食べたものや体調により変化するとされ、胎児はこれらの味の変化を感じ取っているといわれている。生まれたのちも、母親の食事が母乳のニオイ、味に影響を与える。味蕾は胎生後期から乳児期にかけて多くなり、その後減少する。最も味覚に鋭敏な

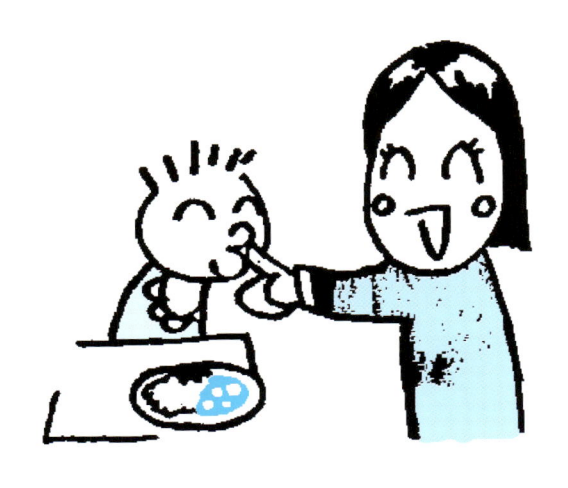

時期は生後から哺乳期であり、甘味、酸味、苦味に対して反応する。甘味に対しては吸啜、酸味に対しては口をすぼめることや鼻に皺を寄せること、苦味に対しては口をへの字に曲げて舌を突き出すこと、といった反応を示す。これらは本能的なもので、下位の脳機能による。日本では以前、離乳開始前に、果汁などで「味慣らし」を行う習慣があった。しかし、平成19年に厚生労働省から定められた「授乳・離乳の支援ガイド」から、「味慣らし」は必要ないという見解が示された。「栄養学的な意義はない（むしろ逆効果ともいわれる）」「液体という摂食には難しい性状の物体を、スプーンから哺乳反射の残っている時期に与えるのは不適当（口唇閉鎖してスプーンから液状をすするのは離乳後期頃）」という理由が挙げられている。

　新生児期には塩味に対して反応しない。塩味の味覚は離乳期から始まる後天的な食体験により形成され、4歳ごろには食塩の濃度に対して大人と同じように嗜好が認められるようになる。やがて離乳期〜幼児期・学童期にかけて、食事の味は「基本味」が混合して形成されることから、種々の食物による味覚体験が重要となる。

6）指しゃぶり（吸指癖）と玩具しゃぶり

　指しゃぶりは歯並びや顎の形に影響する習癖であり、改善すべきものとして指導されることも多い。しかしながら、最初から悪いものというわけではなく、むしろ生まれてすぐの時期には、口の機能発達にとって欠かせない重要な行為なのである。

　乳児は出生後、1〜2か月にかけて自分の指を口に持って行けるようになり、さかんに指しゃぶりを始める。そして3〜4か月には手に物を握れるようになり、玩具やタオルなどを口やその周囲に触れさせ、感覚刺激を入力する。これらが進むと同時に哺乳反射が消えて行くことを考えると、哺乳機能から摂食機能へ移行していくためには、指しゃぶりによる感覚刺激の入力がいかに重要かを物語っている。指しゃぶりが歯並びに影響してくるのは乳歯が萌出してからであり、早期から禁止する必要はないと考えられる。現在では、遅くとも4歳までにやめれば後の歯並びに影響はないというのが一般的である。何歳までにやめればよいかについては、歯科医によってさまざまな意見があるかもしれないが、少なくとも新生児期〜乳児期の指しゃぶりは、口の機能的・感覚的発達、さらにはこころの発達にとって必要であることを理解する必要があろう。

7）鼻呼吸とおしゃぶり

　おしゃぶりの効用については、口輪筋を発達させる、鼻呼吸を促す、といったことが言われている。確かにおしゃぶりが口腔内に入っている状態では、口唇が閉鎖するため口輪筋に力が入り、鼻呼吸をするようになる。しかしながら、乳児はもともと哺乳期には鼻呼吸をしており、それが摂食機能の開始とともに口呼吸をするようになり、そしてやがて摂食機能が上達していくと、再度鼻呼吸ができるようになっていくのである。つまり、鼻呼吸は機能の発達とともに獲得されていくため、鼻呼吸だけを目的としておしゃぶりを使用する必要はないと考えられる。また一方で、歯並びへの影響や、言葉の発達への影響（言語表現が始まる時期に口を塞いでしまうことの影響）も指摘されていることから、あまり頻繁に使用するのは避けた方が良い。しかしながら、おしゃぶりは子育ての窮地を救ってくれる便利なものでもあり、使用方法を間違えなければ有効なものでもある。もちろん、子どもが泣き叫んだりぐずったりした場合には、抱っこしたりあやしたりするなどして直接対応するのが望ましいが、時にはおしゃぶりを銜えさせることにより、救われる場合もある。おしゃぶりの効果と影響について、母親が正しい知識を持つことが大切である。

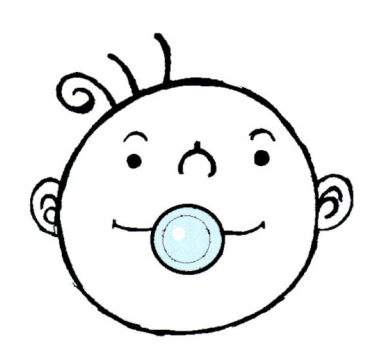

8）ことばの発達

　食べることが上手になると、ことばも話せるようになるのだろうか？時々、このような質問を受けることがある。確かに、口唇や舌の使い方など、関係がある場合も少なくない。しかし、食べる機能＝話す機能、ではないのである。ことばが発達するためには、「耳が聴こえている」「知的機能が正常である」「周囲の人や物に関心がある」「運動発達がなされている」等の条件が必要である。

乳児は生まれてすぐの頃には泣き声しか出せないが、5か月頃には喃語といわれる発声をするようになる。一般に、1歳前後には言葉を口にし始め、2歳頃には動詞の使用が増加し、3歳になると複雑な文章を話すことができるようになる。1歳6か月健診の時点で全くことばを話さない場合には、経過観察となることもあるが、個人差が大きいため、早急な判断は禁物である。全体的なコミュニケーション能力を総合してみていく必要があり、心配な場合には言語聴覚士など、専門家による評価にゆだねるべきである。

【参考・引用文献】
1）日本小児歯科学会編：乳幼児の口と歯の健診ガイド．医歯薬出版、東京、2006
2）小児歯科学第3版．医歯薬出版、東京、2007
3）日本小児歯科学会　http://www.jspd.or.jp/public/index.htm
4）知って得した！う蝕予防に活かせるエビデンス（歯科衛生士臨床のためのQuint Study Club）．クインテッセンス、東京、2009
5）Bowlby J: Attachment and loss, vol 1. Attachment. Hogarth Press and The Institute of Psycho-Analysis, London, 1969
6）吉田弘道：正常発達のアセスメント・心の発達．［前川喜平、白木和夫、安次嶺馨編：今日の症に診断指針．第3版］．医学書院、東京、1999、10〜16
7）Humphery T : Some correlation between the appearance of human fetal reflexes and the development of the nervous system. Progress in Brain Research vol4. Dominick P Purpura, J P Schade ed., Growth and Maturation of rht Brain, Elesvier Publishing Co, New York, p.104, 1964
8）庄司順一：発達的にみた反射の消長．発達人間学研究、1978
9）藤枝憲二：完全母乳主義の陥穽．小児保健研究、68：411、2009
10）石田和子ほか：1ヵ月健診時に出生体重を下回った2列－母乳育児支援について考える－．日本周産期・新生児医学会雑誌．42：915-918、2006
11）小林恵子ほか：超音波診断法による哺乳運動の検討―母乳と人工乳首について．小児保健研究講演集、p168-169, 1990
12）田角勝ほか：超音波検査法によるnutritiveとnon-nutritive suckingの検討．日本新生児学会雑誌、24：534-538、1988
13）松原まなみ、大久保真衣：吸啜行動の解析：乳児の吸啜行動をどう見るか②超音波による舌運動の解析．ペリネイタルケア 2010 vol. 29 no. 2
14）河村洋二郎：食欲の科学．女子栄養大学出版部、東京、1972

VI 妊娠期・出産期の口腔ケア
～マタニティ歯科外来の取り組み～

1．性差医療と歯科の現状

　日本歯科医師会女性歯科医師の活動に関する検討委員会（平成21～22年度）は、平成22年度の答申書の中で、「女性歯科医師の活動を取り巻く諸問題への対応について」との諮問に対し、10項目の対策を提案した。その中のひとつである「性差や高齢者社会を踏まえた歯科医療の在り方と女性歯科医師への期待」では、"性差医療を踏まえた「歯科医療の需要拡大」の促進と可能性"として、女性ホルモン量の生涯変化と歯科保健や歯科医療等の関わりを現したイメージグラフ（図6-1）を示した。

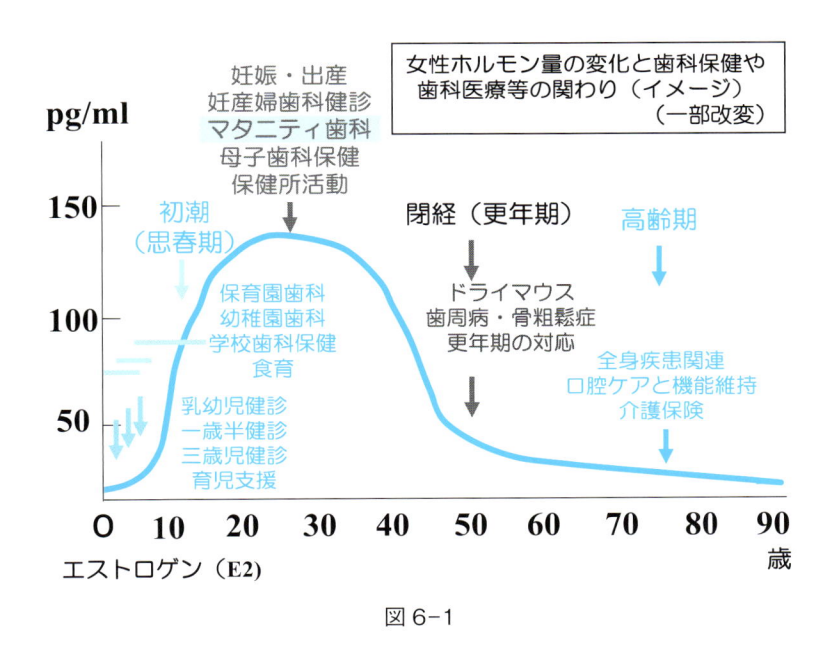

図6-1

性差医療のもっともわかりやすい例として「マタニティ歯科」があげられるが、本稿ではマタニティ歯科外来の取り組みを紹介するにあたり、歯科における性差医療を考えたい。前述委員会答申書によると「女性は思春期からホルモン活動が活発となり、妊娠・出産期を経て年を重ね、やがて閉経して女性ホルモンの分泌が減少する。女性の生涯は、ジェットコースターのように増減する女性ホルモンと共に歩まざるを得ず、これらは少なからず口腔の健康と関連する。また更年期障害では、症状の一つとして精神が不安定になることもみられるため、歯科臨床ではこれらも意識した性差医療への取り組みも必要である。女性歯科医師は歯科医師である前に一人の女性として、女性患者の気持ちや置かれている状況を理解し、きめ細やかな対応ができるものと期待する」とある。
性差医療に言及した背景は、内閣府が進めてきた第二次男女共同参画基本計画（平成17年）に、「男女の性差に応じた的確な医療の推進のため、医療関係者及び国民に男女の性差医療についての知識の普及を図る」との一文が明記されていたことによる。同基本計画をきっかけとして、政府による専門懇談会の設置や聞き取り調査等が行われ、医科では女性専門外来の開設があいつぎ、平成17年度厚労省調べでは女性専門外来を擁する病院、医院の数は350施設を超えたのである。また社団法人日本医師会、公益社団法人日本看護協会、社団法人日本助産師会など93団体が名を連ねる内閣府・男女共同参画推進連携会議に、平成23年度より日本歯科医師会も参画しており、女性に配慮した歯科医療の推進と普及が求められている。

2．性差歯科医療

　現在わかっている歯科における性差例をあげたい。
　具体的には、う蝕経験数（DMFT）、刺激唾液分泌量：図6-2、pH緩衝能：図6-3、妊娠と歯周病、歯周病と早産、歯周病と低体重児出産、ミュータンスレンサ球菌の母子伝播：図6-6、顎関節症、咬合力、歯の喪失、更年期における骨粗鬆症、ドライマウスなどがそれにあたる。図6-4のように、12歳児のＤＭＦＴ指数の経年変化では、1991〜2005年までその差が縮まることなく女子のＤＭＦＴが高い。さらに図6-5を見ると、85歳までのほとんどの年齢で、女性のほうが男性よりもDMFTが高いことがわかる。

第Ⅵ章　妊娠期・出産期の口腔ケア

年齢集団層 （年齢）	安静時唾液 男	安静時唾液 女	刺激唾液 男	刺激唾液 女
15〜29	0.34	0.25	1.60	1.45
30〜44	0.44	0.31	1.89	1.65
45〜59	0.33	0.22	1.80	1.30
60〜74	0.30	0.20	1.84	1.20
全体	0.36	0.26	1.80	1.40

全ての年齢層で女性は男性より20〜30％唾液分泌量が少ない

Heintze and Bjorn.,
Secretion rate and buffer effect of resting and stimulated whole saliva as a function of age and sex, Swed.Dent.J1983
より引用

図6-2　刺激全"唾液"平均分泌量（ml／min）

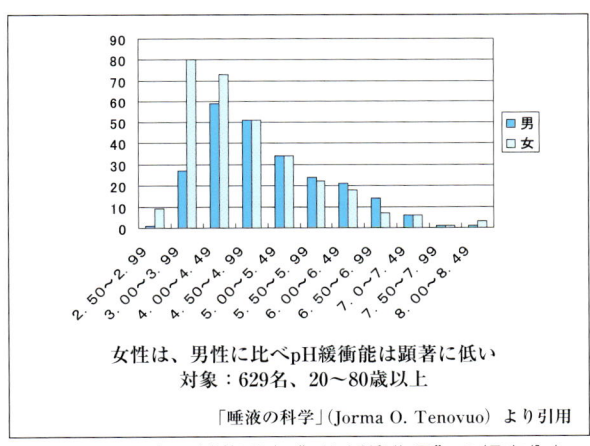

女性は、男性に比べpH緩衝能は顕著に低い
対象：629名、20〜80歳以上

「唾液の科学」（Jorma O. Tenovuo）より引用

図6-3　男女の刺激唾液"pH緩衝作用"の頻度分布

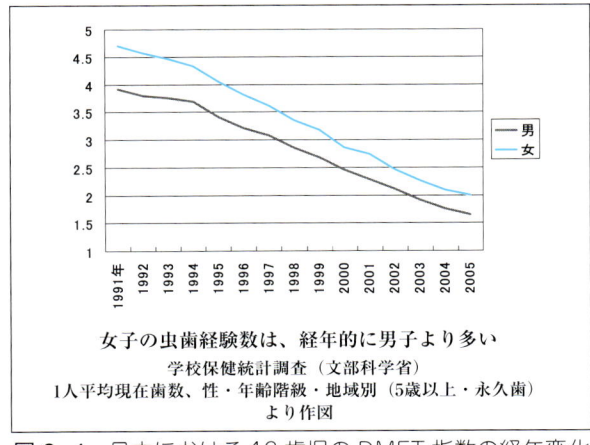

女子の虫歯経験数は、経年的に男子より多い
学校保健統計調査（文部科学省）
1人平均現在歯数、性・年齢階級・地域別（5歳以上・永久歯）
より作図

図6-4　日本における12歳児のDMFT指数の経年変化

113

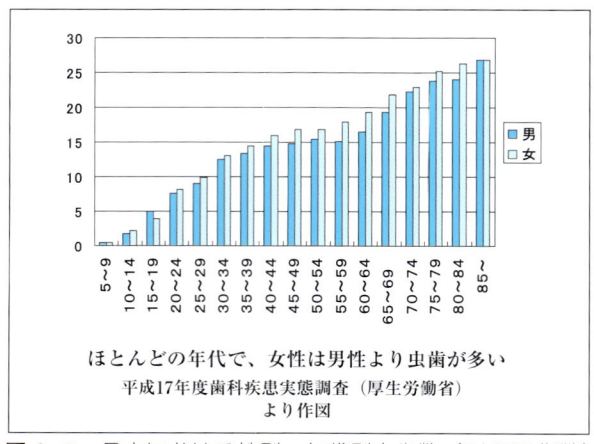

図6-5　日本における性別・年代別虫歯数（DMFT指数）

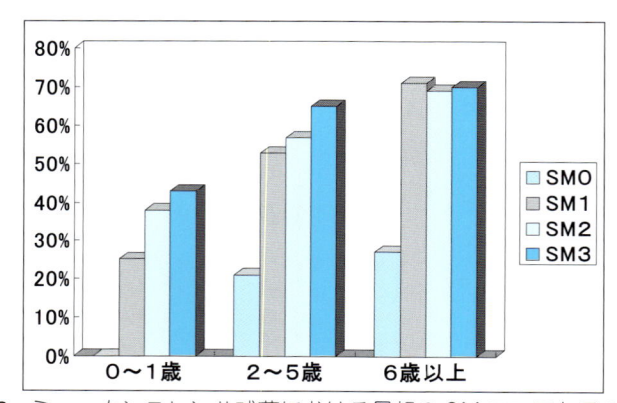

図6-6　ミュータンスレンサ球菌における母親のSMスコアと子の感染率
　　　（1997年12月〜2003年7月・母親595名、子717名）
　　　　　　　　　　　クラジ歯科・テクノボードデンタルクリニック患者調べ

　これは世界的な傾向であり、女性とは男性にくらべむし歯になりやすい性であるといえる。その理由として、唾液の分泌量が男性よりも少なく、pH緩衝能が低いすなわち口腔内の中和力が弱いことがその理由としてあげられよう。さらに解剖学的要因も考えられる。金澤英作日本大学松戸歯学部教授によれば、歯牙解剖における性差として

1. 歯の大きさは男性が女性に比べ3-4％大きい。
2. 犬歯におけるサイズ差は、男性が女性にくらべ5-6％大きい。これはヒトがサルだった時代の遺伝子を受け継いでいることによる。
3. その結果、歯列弓の大きさも男性が女性よりも大きい。

4．乳歯には大きさの性差はない。
5．エナメル質の硬度は男性の方が高いというデータがある。すなわち男性の歯の方がエナメル質が硬い可能性がある。
6．エナメル質の厚さには性差はないが、象牙質の厚さは男性の方が厚い可能性がある。
7．歯根の長さは男性の方が長い。
8．歯髄腔の大きさには性差はない。

以上のことがわかっているという。中でも注目すべきは 5．のエナメル質硬度差で、女性のほうが男性よりもエナメル質が弱い可能性があることに加え 6．の象牙質が女性のほうが男性より厚さが薄いことからも、女性のほうがう蝕が発生しやすく、進行しやすい、また神経に達する割合が高いことが示唆される。

これらを考えたとき、男性と女性が全く同一の材料で修復することには無理があるように思える。エナメル質が弱く咬合力が弱い女性には、より摩耗性の高い、身体にやさしい金属やレジンなど女性向け歯科材料の開発が望まれよう。

3．ミュータンスレンサ球菌の母子伝播

図6-6をご覧いただきたい。1997年12月〜2003年7月までのクラジ歯科、テクノボートデンタルクリニックにおける母親595名のミュータンスレンサ球菌レベルと、その子ども717名の年齢別感染率を示した。母親のミュータンスレンサ球菌レベルがSM3（1ミリリットル中にミュータンスレンサ球菌が100万コロニー以上）とミュータンスレンサ球菌がハイレベルに感染していると、その子どもは2歳になる前に約43％がミュータンスレンサ球菌に感染している。それに比べ、母親のミュータンスレンサ球菌レベルがSM0（1ミリリットル中にミュータンスレンサ球菌が10万コロニー以下）のようにミュータンスレンサ球菌に感染していない、もしくは感染していても非常に低いレベルだとその子どもの感染は非常に低かった。その後年齢があがるにつれ、子どものミュータンスレンサ球菌の感染率は高くなるのだが、母親のミュータンスレベルがSM0の場合、その子どもは6歳を超えてもその感染率は30％以下と、母親のミュー

タンスレベルがSM1以上の場合と比べ優位に感染率が低かったのである。この経験から、子どものう蝕予防に母親の口腔環境が非常に重大な影響力をもつことを感じ、妊産婦においてはなるべく早い時期に唾液検査をおこない、ミュータンスレベルを知り、その対策を出来るだけ早くに始めることを指導するきっかけとなった検査結果であった。

トピックス!

> **ミュータンスレンサ球菌母子伝播に対するキシリトールガムの予防効果**
> **〜最新の研究から〜**
>
> 　2010年1月、仲井雪絵先生らによるミュータンスレンサ球菌 mutans streptococci（以下、MS菌）の母子伝播に対するキシリトールの予防効果についての介入研究[6]が、世界の歯科学術雑誌のなかで最もインパクトファクター（Scientific Impact Factor）値の高い「Journal of Dental Research（JDR）」に掲載されたというニュースが飛び込んできた。この研究では、妊娠6か月目から出産後9か月までの13か月間、MS菌数がハイリスクな母親にキシリトールガムを1日4回以上噛んでもらい、生まれてきた子どもの口の中にMS菌が検出されるかどうか、子どもが2歳になるまで経過を追跡した。その結果、キシリトールガムを摂取した母親の子どもは、生後1歳の時点で口の中にMS菌が見つかる確率が、対照群に比べ4分の1以下であり、MS菌の母子伝播予防効果は子どもが2歳になるまで得られたことを報告している。
> 　さらにこの研究以前の2007年には、日本人の妊婦を対象に、MS菌数と喫煙、食事に関する初めての実態調査[7]も行なわれており、たいへん興味深い結果が出ている。両研究については、仲井雪絵先生の著書"「マイナス1歳」からはじめるむし歯予防"（オーラルケア）[8]に詳しく解説されているので一読をおすすめする。

1）妊婦のミュータンスレンサ球菌の実態調査[7]

　岡山県内の産婦人科医院を受診した妊娠3〜6か月目の妊婦400名を対象に行った実態調査の結果を紹介する。

① 歯科受診状況と診療内容
　・予防を目的とした歯科受診は約3分の1未満
　・妊婦だけでなく、広く国民全体への歯と口の健康に関する情報提供がまだまだ不足している

② 母親のMS菌レベル
- デントカルトSMを用いてMS菌数レベルを調べた結果、感染源としてハイリスクであるSMスコアが2以上の割合は半数を超えていた

③ 喫煙習慣の有無とMS菌数の関連性
- 家族の喫煙が子どものう蝕発症に影響する[9,10]
- 喫煙習慣がMS菌数を増殖させる、あるいは家族の喫煙が子どものう蝕発症に影響する理由[8]：
    ✓ ニコチンはin vitroにおいてMS菌の増殖を促進する[11]
    ✓ 間接喫煙により血清中のビタミンCが減少し、MS菌が容易に増殖する[12,13]
    ✓ 間接喫煙により、唾液の緩衝作用や自浄作用が低下する
    ✓ 喫煙をする母親は、MS菌の母子伝播を生じる行動も多い

④ 妊婦の摂取頻度スコア値が高い食品
「ご飯」「牛乳」「パン」「ヨーグルト（加糖）」「アイスクリームまたはシャーベット」「ジュース」「バナナ」「チーズ」「コーヒー・紅茶に入れる砂糖またはハチミツ」「乳酸飲料」「キャンディー（かたいアメ）」「チョコレート」「ヨーグルト（無糖）」
中でも「アイス・シャーベット」と「チョコレート」は要注意！

⑤ 第一子と第二子のリスクの割合について
- 妊娠、出産回数が増えると口腔内状態が悪化する可能性が高くなる[8]

⑥ ガム・タブレット・歯磨剤・洗口剤の使用状況について
- 「チューインガム」や「歯磨剤」の使用頻度は高く、「タブレット」「洗口剤」はあまり使用されていない

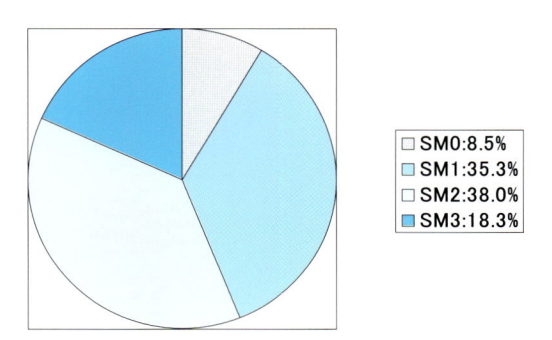

図6-7　妊婦の実態調査結果：デントカルトSMスコアの分布[7]

SM0:8.5%
SM1:35.3%
SM2:38.0%
SM3:18.3%

2）MS菌の母子伝播予防[6、14、15]と感染の窓[16]

　生まれたばかりの赤ちゃんの口には、う蝕原生菌であるMSレンサ球菌は存在しない。1歳7か月～2歳7か月（生後19～31か月）の頃に、母親はじめ周囲の大人の唾液を介して、MS菌は感染してくると言われている[16]。

　Caulfieldらは、MS菌が感染・定着する期間を「感染の窓（window of infectivity）」と呼んだ。2歳までは出来るだけMS菌を感染させないこと、あるいはできるだけ感染・定着時期を遅らせることが子どものう蝕予防のポイントである。

　岡山市内の産婦人科医院を受診した妊娠3～5か月目の妊婦にデントカルトSM検査を実施し、唾液中のMS菌数がハイリスク（スコア≧2）な妊婦107名（平均年齢30.2歳）をキシリトール群と対照群に無作為割付して、介入試験を行った[6]。キシリトール群は、妊娠6か月目から出産後9か月までの13か月間、キシリトールを100％含有するチューインガム（1.3g／1粒）を1日4回以上毎日摂取するよう指示したが、実際の摂取量は1日平均約2.9回であった。

① 母親の口腔内MS菌数
・介入わずか3か月後、ハイリスクだった妊婦のうち、約半分の人がローリスク（SMスコア≦1：0あるいは1）となった

② キシリトールの摂取量
・キシリトールは1日5～10gを3回以上に分けて摂取するとう蝕予防効果があるとされているが、実際の摂取量1日平均2.9回（≒3.83g）でも効果があった

③ 月齢の推移とMS菌が口腔内に検出された子の割合
・キシリトールガムを摂取した母親の子どもは、生後1歳の時点で口の中にMS菌が見つかる確率が、対照群に比べ4分の1以下
・妊娠中からキシリトールガムを噛む習慣が、生まれてくる子どものう蝕予防を助ける

④ MS菌の定着を遅延させる効果
・う蝕予防におけるMS菌定着の遅延にも、妊娠中からのキシリトール摂取が効果的であった

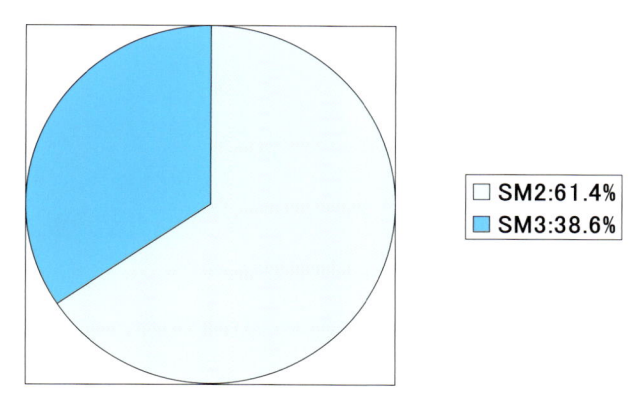

第Ⅵ章　妊娠期・出産期の口腔ケア

図6-8　介入前の母親自身のデントカルトSMスコア分布[8,17]（キシリトール群）
（介入試験は、ハイリスクのみに行なわれた）

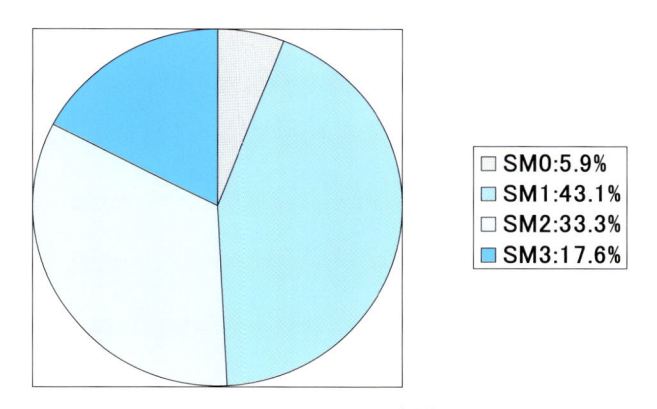

SM2:61.4%
SM3:38.6%

図6-9　介入3か月後の母親自身のSMスコアの分布[8,17]（キシリトール群）

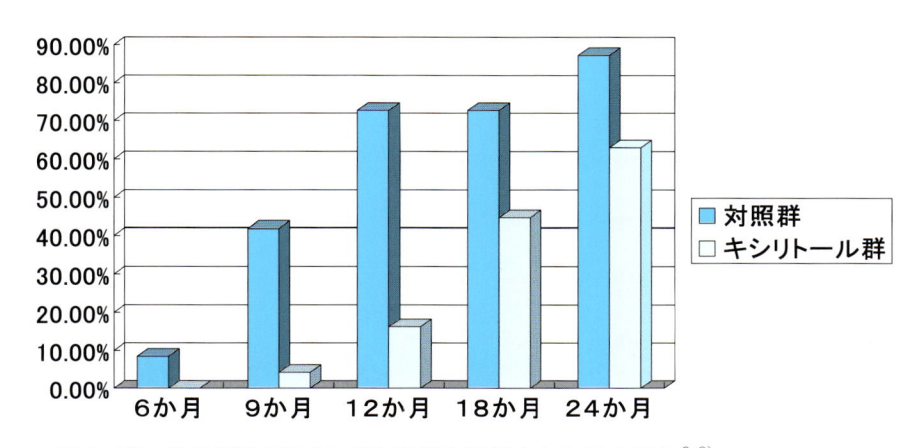

SM0:5.9%
SM1:43.1%
SM2:33.3%
SM3:17.6%

図6-10　各月齢時点においてMS菌が検出された子の割合[6,8]

対照群
キシリトール群

119

4．女性総合歯科外来

　医科における女性専門外来は、歯科においては女性総合歯科外来という考えに基づくと理解しやすい。日本歯科大学附属病院にて平成 22 年より始まったマタニティ歯科外来は、女性歯科医療の象徴的な科であり、将来的には女性総合歯科外来の中のひとつになると考えられる。

　医科において女性外来が広く普及した結果、女性と男性では生物学的、生理学的に明らかな違いがあり同じ疾病であっても発現機序、薬の種類、治療方法までが異なることがわかってきたように、歯科においても同様の研究解明が必要なことは明白である。生物学的、生理学的、解剖学的性差に基づく歯科医療が極められると、多くの女性患者の悩みを解決する新しい歯科医療が生まれると期待される。

　そのためには 1986 年、米国国立衛生研究所（NIH：National Institutes of Health）が、女性が適正かつ十分な数含まれない臨床研究には資金提供しないことを決定、得られたデータを男女別に評価することを提言し、1998 年、米国食品医薬品局（FDA：Food and Drug Administration）が製薬会社に対し、治験の対象の半分、または該当する疾患の罹患率に比例した数の女性を入れることを義務づけたように[4]日本の歯科医学においても、治験対象の半分、または該当する疾患の罹患率に応じた女性を参加させることを提案したい。

　今後は、国民の半分を占める女性の声を聞くとともに、女性の研究者を育てることが急務であろう。これらの研究が進むと将来的には、性差に注目した歯科口腔保健指導がおこなわれ、その結果生まれたときから唾液分泌量や質、エナメル質の硬度、筋肉の違いなどを意識して、性差に応じたホームケアの指導やミュータンスレンサ球菌の母子伝播予防などの積極的な推進が検討されるだろう。一方、男性においては、自分の身体のケアよりも仕事を優先する傾向があり、う蝕や歯周病の発症、進行に社会的要因が加わることが推測される。これらは臨床経験からくる印象であり学術的裏付けはないが、社会的性差にも着目した歯科医学研究が望まれる所以である。

【参考・引用文献】

1) Heintze U,Birkhed D,Bjorn H. Secretion rate and buffer effect of resting and stimulated whole saliva as a function of age and sex.Swed Dent J 1983 ; 7（6）: 227-238
2) Monstad.,Flow rate,pH and buffer capacity of chewing stimuratedsaliva in an adult population,J.Dent.Res.,1984
3) Jorma O. Tenovuo　石川達也　高江州義矩監訳：唾液の科学．一世出版株式会社、2006
4) 貴邑冨久子監修：性差医学入門．じほう,2003
5) 天野恵子編集：性差医療～性差研究が医療を変える．真興交易㈱,2005
6) Nakai Y, Shinga-Ishihara C, Kaji M, Moriya K, Murakami-Yamanaka K, Takimura M. Xylitol Gum and Maternal Transmission of Mutans Streptococci. J Dent Res ;89（1）;56-60, 2010
7) 進賀知加子、仲井雪絵他：妊婦における齲蝕原性細菌数と喫煙および食事に関する実態調査　小児歯科学雑誌　45（5）:584-592 2007
8) 仲井雪絵著：「マイナス1歳」からはじめるむし歯予防－ラクに楽しく成果が出せるキシリトールの理論と実践　オーラルケア、2011
9) Williams SA, Kwan SY, Parsons S. Parental smoking practices and caries experience in pre-school children. Caries Res 34:117-122, 2000
10) Aligne CA, Moss ME, Auinger P, Weitzman M. Association of pediatric dental caries with passive smoking. JAMA 289:1258-1264, 2003
11) Lindemeyer PG, Baum RH, Hsu SC, Going RE. In vitro effect of tobacco on the growth of oral cariogenic streptococci. JADA 103:719-722, 1981
12) Strauss RS. Environmental tobacco smoke and serum vitamin C levels in children. Pediatrics 107:540-542, 2001
13) Vaananen MK, Markkanen HA, Tuovinen VJ et al. Dental caries and mutans streptococci in relation to plasma ascorbic acid. Scand. J Dent Res102:103-108, 1994
14) Soderling,Isokangas P.Pienihakkinen K, Tenovuo J. Influence of maternal xylitol consumption on acquisition of mutans streptococci by infants. J Dent Res 79(3):882-887, 2000
15) Thorild I, Lindau B, Twetman S. Effect of maternal use of chewing gums containing xylitol, chlorhexidine, or fluoride on mutans streptococci colonization in the mothers' infant children. Oral Health Prev Dent 1（1）:53-57, 2003
16) Caulfield PW,Cutter GR,and Dasanayake AP,Initial acquisition of mutans streptococci by infants:evidence for a discrete window of infectivity. J Dent Res 72:37-45, 1993
17) 仲井雪絵、森裕佳子、石原知加子、紀螢、守谷恭子、石原真理、山中香織、米田美穂枝、野本知佐、滝川雅之、下野勉：妊娠期からのキシリトール摂取が齲蝕原生菌の母子伝播および齲蝕発症に及ぼす影響－第1報　母親の口腔内の変化－小児歯誌，43（2）: 259, 2005
18) 仲井雪絵、進賀（石原）知加子、加持（石原）真理、守谷恭子、米田美穂枝、山中香織、森裕佳子、紀螢、野本知佐、滝川雅之、下野勉：妊娠期からのキシリトール摂取が齲蝕原生菌の母子伝播および齲蝕発症に及ぼす影響－第2報　母子伝播予防効果－小児歯誌，44（2）: 218, 2006
19) 仲井雪絵、進賀知加子、守谷恭子、加持真里、瀧村（米田）美穂枝、山中香織、森裕佳子、紀　螢、竹本弘枝、下野勉：妊娠期からのキシリトール摂取が齲蝕原生菌の母子伝播および齲蝕発症に及ぼす影響－第3報　キシリトールの長期経口摂取は下痢の発現を誘発するのか？－　小児歯誌．45（2）: 335　2007

20）仲井雪絵、進賀知加子、加持真里、守谷恭子、瀧村美穂枝、山中香織、森裕佳子、紀　螢、下野勉：妊娠期からのキシリトール摂取が齲蝕原生菌の母子伝播および齲蝕発症に及ぼす影響－第4報　母親の口腔内MS菌数の推移－　小児歯誌、46（2）：218　2008
21）仲井雪絵、進賀知加子、加持真里、守谷恭子、瀧村美穂枝、山中香織、森裕佳子、吉田登志子、下野勉：妊娠期からのキシリトール摂取が齲蝕原生菌の母子伝播および齲蝕発症に及ぼす影響－第5報　生存分析による2歳までの母子伝播予防効果－　小児歯誌、47（2）：388　2009

VII 地域行政と開業医における連携とその取り組み

1.「歯科口腔保健法」及び「歯科保健条例」と妊産婦健康診査ほか

　歯科界にとって永年の悲願であった「歯科口腔保健の推進に関する法律」(略称：歯科口腔保健法)が、2011年8月10日に公布・施行された。歯科口腔保健法は、理念法であり予算を伴うものではないが、国民の生涯にわたる歯科口腔保健の推進を定めた国の基本法であり、成立の意味は大きい。いうまでもなく口腔保健は食べる、話すなど国民の生きる力を支える生活の医療であるにも関わらず、生涯にわたる口腔保健対策を切れ目なく行うための法的整備はこれまで十分とはいえなかった[1]。この度の歯科口腔保健法の成立を受けて、都道府県および市町村においても「歯科保健に係る推進条例」の制定にさらに拍車がかかることが期待される。2008年7月、日本において最初の歯科保健推進条例が新潟県において公布されたのを皮切りに現在までに、23都道府県(2011年12月21日現在)、および9市町(2012年2月24日現在)で県条例、市町条例が制定され成果をあげつつあることは、特筆すべきことといえよう[2,3,4]。

　その一方で、「妊産婦健康診査」の実態は理想的とは言い難い。妊婦健康診査は、「母子保健法」に基づき市区町村が実施する(**図7-1**より引用)ことになるが、**表7-1**の各個別法と健康診査等にあるように、歯科健康診査は義務化されていないのである。平成23年度に日本歯科医師会地域保健・介護保険・産業保健委員会が、全国の都道府県歯科医師会担当者を対象に行ったアンケートによれば、全国1727市町村の中で、妊産婦に対する歯科健康診査を実施したことが把握されている市町村の数はわずか、381であった[7]。

　1歳6か月児歯科健康診査でさえ、母子保健法自体には、「市町村は、(中略)健康診査を行わなければならない。」としか規定されておらず、厚生労働省令である母子保健法施行規則第二条で、健康診査の項目として「五　歯及び口腔の疾病及び異常の有無」

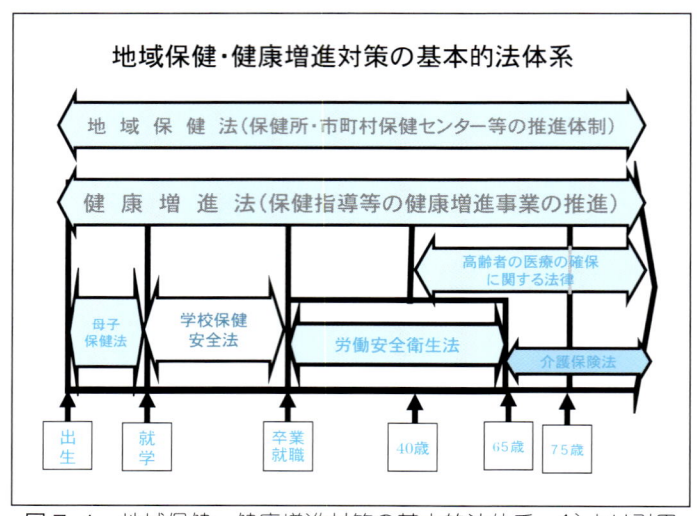

図7-1 地域保健・健康増進対策の基本的法体系 1)より引用

表7-1 各個別法と健康診査等 1)より引用

法令に基づく健康診査等		医科	歯科
母子保健法	妊婦健康診査	●	
	1歳6か月児健康診査	●	●
	3歳児健康診査	●	●
児童福祉法	保育所における健康診査	●	△ [1]
学校保健安全法	就学時健康診査	●	●
	学校健康診査（定期・臨時）	●	●
	職員健康診査	●	
労働安全衛生法	就業時の健康診査	●	
	長期海外派遣労働者の健康診査	●	
	一般（定期）健康診査	●	
	特殊健康診査	●	● [2]
高齢者の医療の確保に関する法律	特定健康診査・特定保健指導（メタボ健診・40〜74歳）	●	
	一般（定期）健康診査（75歳〜・努力義務）	●	
健康増進法（第19条の2に基づく市町村健康増進事業：努力義務）	40、50、60、70歳歯周疾患検診		●
	40、45、50、55、60、65、70歳 骨粗鬆症検診（女性のみ）	●	
	肝炎ウィルス検診	●	
	がん検診	●	
介護保険法	生活機能評価（基本健康診査）	●	※ [3]
	主治医意見書	●	※ [4]

1）：児童福祉施設最低基準で嘱託医は必置となっているが、歯科医師は規定されていない。
　　　ただし、「保育所保育指針」（大臣告示）の解説書では年1回以上の歯科健診を実施することとなっている。
2）：酸、黄りん等の歯・歯周組織に有害なガス、粉塵等の発散する業務（規則第48条）従事者が対象
3）：口腔機能に関する問診（基本チェックリスト3項目）と医師（MD）による口腔内視診等がある
4）：主治医（MD）が作成する意見書のなかに歯科医療の必要性に関する項目がある

が規定されているため、すべての市町村が実施しているのである（表7-2）[1]。このように実際に自治体がサービスを実施するのに必要な改正は、法律本体ではなく、法の委任の範囲で内閣や主管省庁が制定する政令・省令あるいは通知・要綱等のレベルであり、決して法改正をしないと対応できない、というものではないことを認識しておきたい[2]。

そのような中、妊婦健康診査についてはもともと、国と都道府県からの補助事業として市町村に「補助金」の形で助成されていたが、1998年度からは地方交付税措置となり実施主体が、都道府県から市町村に移った[※1]。それにより妊婦健診の実態に市町村格差が生じ問題視されたため国は、平成21年2月の通達により、妊婦健康診査財源として公費負担を増やしたのである[※2]。これらの措置をもってしても、地方交付税の使い道は自由であることから、市町村によって妊婦健診回数や助成額に差があることが表面化し、ニュースなどでも問題となったところである。しかしながら国が勧める14回の妊婦健康診査に「歯科」の文言は入っておらず、市町村の自治事務に委ねられており、全国の市町村で一律に妊婦歯科健診事業が進まない要因となっている。

表7-2 母子保健法および同法施行規則

母子保健法（抜粋）
第十二条　市町村は、次に掲げる者に対し、厚生労働省令の定めるところにより、健康診査を行わなければならない。
　一　満一歳六か月を超え満二歳に達しない幼児
　二　満三歳を超え満四歳に達しない幼児
第十三条　前条の健康診査のほか、市町村は、必要に応じ、妊産婦又は乳児若しくは幼児に対して、健康診査を行い、又は健康診査を受けることを勧奨しなければならない。

母子保健法施行規則（抜粋）
第二条　母子保健法（昭和四十年法律第百四十一号。以下「法」という。）第十二条の規定による満一歳六か月を超え満二歳に達しない幼児に対する健康診査は、次の各号に掲げる項目について行うものとする。
　一　身体発育状況
　二　栄養状態
　三　脊柱及び胸郭の疾病及び異常の有無
　四　皮膚の疾病の有無
　五　歯及び口腔の疾病及び異常の有無
　六　（以下略）

表7-4　施策・事業の対象として明示・特定している分野・内容（計画策定の内容として規定しているものを含む）を見てもわかるように、歯科口腔条例における妊産婦に対する表記にはバラつきがあり、実際問題として、地区によって妊産婦への口腔保健サービス内容には差があると言わざるを得ない。妊娠中の両親を対象にした両親学級や、妊婦歯科健康診査も、センター方式、個別審査など方法も異なる。今後は、歯科口腔保健法及び都道府県、市町村「歯科・口腔保健に関する推進条例」を準拠として、すべての妊婦が同様の歯科保健サービスを受けられるようになることが望まれる。

表7-3　これまでに制定された条例（2010年10月末現在、公布順）　1)より引用

都道府県名	条例の名称	年月日※
新潟県	新潟県歯科保健推進条例	2008.7.22
北海道	北海道歯・口腔の健康づくり8020推進条例	2009.6.26
静岡県	静岡県民の歯や口の健康づくり条例	2009.12.25
長崎県	長崎県歯・口腔の健康づくり推進条例	2009.12.25（2010.6.4 施行）
島根県	島根県歯と口腔の健康を守る8020推進条例	2010.3.2
千葉県	千葉県歯・口腔の健康づくり推進条例	2010.3.26（2010.4.1 施行）
岐阜県	岐阜県民の歯・口腔の健康づくり条例	2010.3.30（2010.4.1 施行）
愛媛県	愛媛県歯と口腔の健康づくり推進条例	2010.6.29
佐賀県	佐賀県笑顔とお口の健康づくり推進条例	2010.6.30
茨城県	茨城県歯と口腔の健康づくり8020・6424推進条例	2010.9.28（2010.11.8 施行）
熊本県	熊本県歯及び口腔の健康づくり推進条例	2010.10.15（2010.11.1 施行）
長野県	長野県歯科保健推進条例	2010.10.21
高知県	高知県歯と口の健康づくり条例	2010.10.22（2011.4.1 施行）

※年月日は公布日を示す。別に施行日の記載がない場合は同日施行

第Ⅶ章　地域行政と開業医における連携とその取り組み

表7-4　施策・事業の対象として明示・特定している分野・内容（計画策定の内容として規定しているものを含む）1）より引用

	新潟県	北海道	静岡県	長崎県	島根県	千葉県	岐阜県	愛媛県	佐賀県	茨城県	熊本県	長野県	高知県
小児	○	○	○	○		○			○	○	○	○	○
妊産婦	○	○	○	○		○			○	○	○	○	○
児童・生徒	○	○	○	○		○	○		○	○	○	○	○
成人（労働者）	○	○※1	○	○※1			○		○※1		○	○※1	○※1
高齢者	○					○							
要介護者	○			○		○	○	○	○		○	○	○
障害児・者	○	○		○		○	○		○		○	○	○
へき地		○					○						
在宅医療	○		○		○		○			○			○
う蝕対策	○	◎	△	◎	○	○	○	○	◎	○	◎	○	△
フッ化物応用の推進			○										
歯周病対策			○			○	○	○		○			○
口腔機能の育成・維持・向上	○		○	○					○		○		○
情報の収集発信・普及啓発	○			○				○	○				
市町村等へのガイドライン策定	○			○					○				
関係者の連携体制の構築			○						○	○※2		○	
8020運動の推進	11/8を含む14			6/4〜10			11/8を含む1週間	11/1〜30	11/8を含む1週間	11/8〜11/21		6/4〜10	
週間・月間													
人材の養成・資質向上	○		○	○				○	○		○	○	○
調査・研究の推進	○		○	○		○		○	○		○	○	○

注）※1：事業者（保険者）の歯科健診等の機会確保等の努力義務規定のみ。
　　※2：8020運動とともに、6424運動の推進も規定している。
　　◎：学校等におけるフッ化物洗口の実施に関する個別の規定がある。
　　△：「科学的根拠に基づくう蝕予防」等の間接的な表現によるもの。

127

ちなみに私が開業している東京都大田区では、妊娠したら区に届けるようにホームページなどを通じて周知しており、妊娠届を行うと「母子健康手帳」と「母と子の保健バッグ」が受け取れる。バッグの中には、妊娠、出産、育児についての案内書、妊婦健康診査受診票、妊婦超音波検査受診票、出生通知書ならびに妊婦歯科健康診査受診票が入っており、同受診票を持参すれば区が指定する医療機関（歯科医師会会員）で無料で歯科健診が1回受けられるようになっている。通院中の患者であっても妊娠すると多くが同受診票を使って健診を受けているほか、この健診がきっかけで歯科医院を訪れるケースもあるので、妊婦が歯の健康を考えるための一定の効果をあげていると感じている（図7-2～6に大田区例を示す）。

※1　厚生労働省審議会議録：厚生労働省HPより
※2　平成21年2月27日　雇児母発0227001号が根拠。出産年齢の上昇等により、妊婦の健康管理の充実及び経済的負担の軽減を図り、安心して妊娠・出産が出来る体制の確保を目的とした。公費負担2回→14回程度

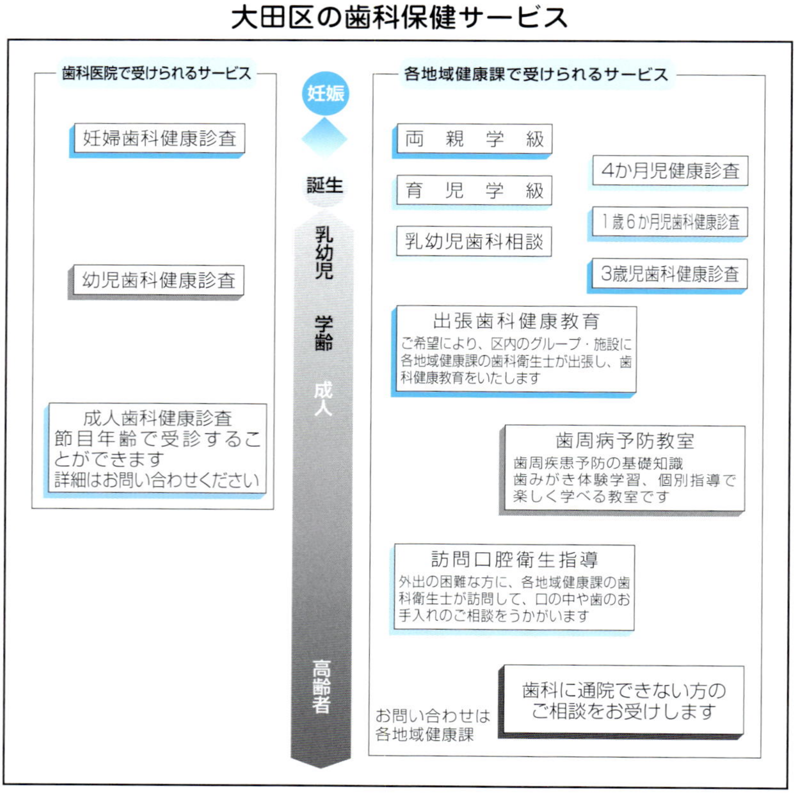

図7-2　両親学級の位置づけ例

第Ⅶ章　地域行政と開業医における連携とその取り組み

公益法人としての歯科医師会活動 ＝　個人では行えないこと			
会員診療所	保健所	地域活動
・幼児歯科健康診査及びう蝕予防（フッ化物塗布） ・成人歯科健康診査 ・ねたきり高齢者訪問歯科支援事業 ・妊婦歯科健康診査	・1歳6か月児歯科健康診査 ・3歳児歯科健康診査 ・乳幼児歯科相談 ・両親学級	・大田区歯科休日応急診療 ・8020表彰式 ・学童図画・作文・ポスターコンクール表彰式 ・お口の健康パネル展 ・お口の健康フォーラム ・寝たきり高齢者訪問歯科支援事業 ・警察協力医会 ・学校・保育園歯科健康診査 ・介護老人福祉施設（特別養護老人ホーム）歯科医療協力事業 ・障害者施設歯科健康診査

図7-3　公益法人としての歯科医師会活動（大田区例）

大田区両親学級（3日制の場合）

1日目	2日目	3日目
お産の経過と呼吸法 妊娠体操または、ストレッチ リラックスのしかた 保健師 助産婦	妊娠中の歯の健康と赤ちゃんの歯について（実習あり） 妊娠中の食事と家族の健康づくり 歯科衛生士 歯科医師 栄養士	環境衛生の話 赤ちゃんの入浴と衣類の話（実習あり） 沐浴実習 妊婦疑似体験（プレパパ参加の場合） 交換会 保健師

図7-4　両親学級の内容例

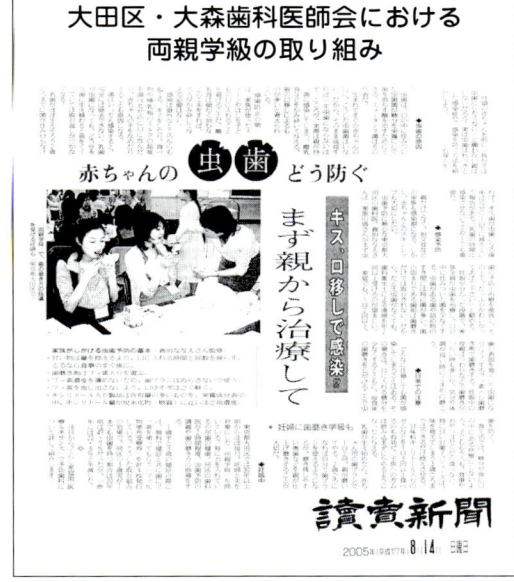

図7-5　取り組み例

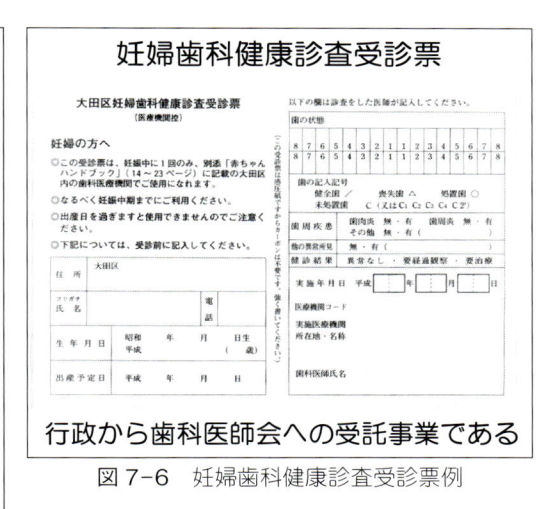

行政から歯科医師会への受託事業である

図7-6　妊婦歯科健康診査受診票例

129

2．10年ぶりに改正された「母子健康手帳」

　昭和17年の妊産婦手帳に始まり、長い歴史をもつ「母子健康手帳」がこのほど10年ぶりに改正され、平成24年4月から各市町村が新しい母子健康手帳の配布を行う予定だ。「親子健康手帳」にすべきなどの論議もあった名称は、妊産婦及び乳幼児の健康の保持及び増進の重要性に鑑み、「母子健康手帳」の名称は変更せず、そのまま継続して使用することになった。母子健康手帳は、母子保健法第16条において、妊産婦、乳児及び幼児に対する健康診査及び保健指導の記録を行うことが規定されている。平成23年11月に厚労省が発表した「母子健康手帳に関する検討委員会報告書」によれば、「母子健康手帳は、当事者が主体となって健康記録を所持・記載することで、妊産婦・乳幼児を必要な保健医療支援等に結びつけるとともに、当事者自身による妊産婦・乳幼児の健康管理を促す重要な手段となっている」とある。母子をつなぐ大切な健康記録であるとともに、母子健康手帳に生まれてくるあるいは生まれてきたわが子の健康状態を記録し、その時々の「育児のしおり」などを読むことで、無理なく母子保健が学べるように工夫されている。

　母子健康手帳の記載内容については、手帳交付事務が市町村に移譲された平成3年から、医学的記録及び保護者の記録については「省令様式」で定め、行政情報、保健育児情報等については省令で記載項目のみを定め、その具体的内容は市町村に委ねられることとされた。（いわゆる任意様式）（同報告書より）

　今回の改正では、省令様式、任意様式ともに、歯科に関する記載がわかりやすい表現と説明に改善されたほか、歯周病と早産等の関係を明記し、フッ化物塗布やフッ素入り歯磨き剤使用を問う項目を新設（以上、省令様式）、「ブクブクうがい」と「ガラガラうがい」の違い、指しゃぶりについての解説、日本歯科医師会ウェブサイト・お口の予防とケア（http://jda.or.jp/park/prevent/contents.html）の紹介（以上、任意様式）といった従来の母子健康手帳にはなかった全く新たなる記載や説明が各所にみられ、わかりやすく新しい内容となっているのが特徴だ。

　特に注目したいのは省令様式、任意様式を通じ「フッ化物応用」を明記したことである。例えば、省令様式の「保護者の記録」【1歳6か月の頃】及び【3歳の頃】では、「歯にフッ化物（フッ素）の塗布やフッ素入り歯磨き剤の使用をしていますか。　はい　いい

え」という項目が新たに加わった。また任意様式の「お口と歯の健康」では、"フッ化物（フッ素）の利用について"の項目の中で、「フッ化物（フッ素）の塗布は、生え始めの歯の表面に直接フッ化物を塗布することによって、むし歯に強い歯となります。歯科医院、保健所、市町村保健センターなどで実施されています。また、日常的にフッ素入り歯磨き剤を使って歯磨きをすることもむし歯の予防になります。」とフッ化物の利用法が詳細に示された。フッ化物を応用したう蝕予防が、母子健康手帳において明確に示された意義は大きく、今後母子歯科保健の現場でのさらなる積極的利用が期待される。また省令様式の「妊娠中と産後の歯の状態」の項目では表記法が変わった。これまで「むし歯」は、処置歯●本、未処置歯●本と記載されていたが改正版では、「要治療のむし歯」が、なし、あり（●本）、とたとえ歯科知識の少ない妊産婦であっても、ひと目で治療が必要なむし歯の本数がわかるように改善され、治療行動に結びつきやすくなっている。また「歯周疾患」は、なし、歯肉炎、歯周炎と分類されていたが、改正版では「歯肉の炎症」とよりわかりやすい表記となり分類も、なし、あり（要指導）、あり（要治療）と、だれが見てもとるべき行動が明確で、すぐれた表記になっている。また旧式では「その他」という曖昧な項目が「特記事項」と明瞭になり、デンタルチャートの歯の状態記号の説明も、「未処置う歯C」といった専門的表現から「むし歯（未処置歯）C」とわかりやすくなった。（表7-5）さらに、表の下段に、※むし歯や歯周病などの病気は妊娠中に悪くなりやすいものです。歯周病は早産等の原因となることがあるので注意し、歯科医師に相談しましょう。※歯科医師にかかるときは、妊娠中であることを話してください。の二項目が新たに加わり、歯周病と早産等との関係が明記されたことはまさに画期的なことといえる。これら歯と口腔に関する文言が大幅に増えたことは日頃より、歯科医師会や関係団体が「歯科は、生きる力を支える生活の医療です」と国や行政、国民に対し地道に訴えつづけ情報発信してきたことで素地ができていたことに加え、窓口となった日本歯科医師会（大久保満男会長）の主張が理解された結果であるといえる。臨床においても、上手に活用したいものである。

表7-5：妊娠中と産後の歯の状態〈省令様式〉（新）

表7-6：保護者の記録【1歳6か月の頃】〈省令様式〉（新）

表7-7：お口と歯の健康〈任意様式〉（新）

表7-8：歯科関連記載の主な新旧比較表〈省令様式〉

表7-5 妊娠中と産後の歯の状態〈省令様式〉(新)

妊 娠 中 と 産 後 の 歯 の 状 態（新）

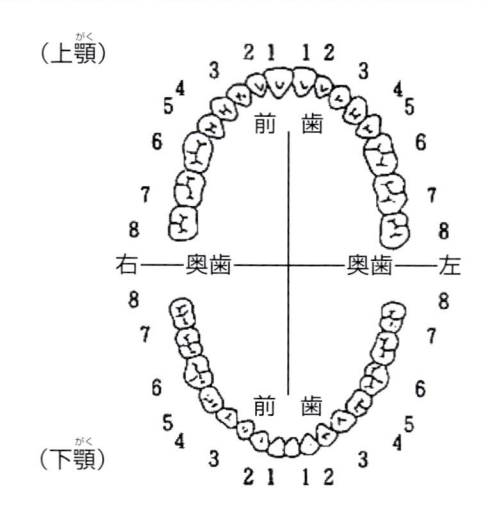

(上顎)

```
          2 1 1 2
        3        3
      4            4
      5            5
        前歯
      6            6
      7            7
右——奥歯——   ——奥歯——左
      8            8
      7            7
      6            6
        前歯
      5            5
      4            4
        3        3
          2 1 1 2
```
(下顎)

歯の状態記号：健全歯／　　むし歯（未処理歯）C
　　　　　　　処置歯○　　喪失歯△

| 初回診査　　年　月　日 | |　妊娠
妊　　　娠　　　　　週	
要治療の む　し　歯	なし あり（　　　　本）
歯　　石	なし　　　あり
歯肉の 炎　症	なし あり（要指導） あり（要治療）
特記事項	
施 設 名 又　 は 担当者名	

8	7	6	5	4	3	2	1	1	2	3	4	5	6	7	8	妊娠・産後　　週
8	7	6	5	4	3	2	1	1	2	3	4	5	6	7	8	歯　石　なし　あり

| 歯肉の
炎　症 | なし
あり（要指導）
あり（要治療） |

特記事項

　　　年　　月　　日診査　施設名又は担当者名

8	7	6	5	4	3	2	1	1	2	3	4	5	6	7	8	妊娠・産後　　週
8	7	6	5	4	3	2	1	1	2	3	4	5	6	7	8	歯　石　なし　あり

| 歯肉の
炎　症 | なし
あり（要指導）
あり（要治療） |

特記事項

　　　年　　月　　日診査　施設名又は担当者名

※むし歯や歯周病などの病気は妊娠中に悪くなりやすいものです。歯周病は早産等の原因になることがあるので注意し、歯科医師に相談しましょう。
※歯科医師にかかるときは、妊娠中であることを話してください。

→ 今回、新たに加わった表記。

表7-6-1　保護者の記録【1歳6か月の頃】〈省令様式〉（新）

＜このページは1歳6か月児健康診査までに記入しておきましょう。＞
保護者の記録【1歳6か月の頃】（　　　年　　月　　日記録）

○ひとり歩きをしたのはいつですか。　　　　　　　　（　　歳　　月頃）
○ママ、ブーブーなど意味のあることばを
　いくつか話しますか。　　　　　　　　　　　　　　はい　　いいえ
○自分でコップを持って水を飲めますか。　　　　　　はい　　いいえ
○哺乳ビンを使っていますか。　　　　　　　　　　　いいえ　　はい
　（いつまでも哺乳ビンを使って飲むのは、むし歯につながるおそれがある
　　ので、やめるようにしましょう。）
○食事や間食（おやつ）の時間はだいたい
　決まっていますか。　　　　　　　　　　　　　　　はい　　いいえ
○歯の仕上げみがきをしてあげていますか。　　　　　はい　　いいえ
○極端にまぶしがったり、目の動きがおかしい
　のではないかと気になったりしますか。※　　　　　はい　　いいえ
○うしろから名前を呼んだとき、振り向きますか。　　はい　　いいえ
○どんな遊びが好きですか。　（遊びの例：　　　　　　　　　　　　　）
○**歯にフッ化物（フッ素）の塗布や**
　フッ素入り歯磨きの使用をしていますか。　　　　**はい　　いいえ**
○子育てについて気軽に相談できる人はいますか。　　はい　　いいえ
○子育てについて不安や困難を感じること
　はありますか。　　　　　　　　　　いいえ　　はい　　何ともいえない
○成長の様子、育児の心配、かかった病気、感想などを自由に記入しましょう。

むし歯など歯の異常に気づいたら
右の図に×印をつけておきましょう。

※外に出た時に極端にまぶしがったり、目を細めたり、首を傾けたりすると
　きには、目に異常のある可能性がありますので、医師に相談しましょう。

→ フッ化物応用によるう蝕予防の方針が明確に示されている。

表7-6-2　保護者の記録【1歳6か月の頃】〈省令様式〉（新）

＜1歳6か月児健康診査は、全ての市区町村で実施されていますので、必ず受けましょう。＞

1 歳 6 か 月 児 健 康 診 査
（　　　年　　　月　　　日実施・　　歳　　か月）

体　重	． kg	身　長	． cm
胸　囲	． cm	頭　囲	． cm

栄養状態：良・要指導	母乳：飲んでいない・飲んでいる	離乳：完了・未完了
目の異常 （眼位異常・視力・その他）	なし・あり・疑 （　　　　　）	耳の異常 （難聴・その他）	なし・あり・疑 （　　　　　）

予防接種（受けているものに○を付ける。）　ジフテリア・百日せき・破傷風　BCG　ポリオ　麻しん・風しん

健康・要観察

歯の状態	E D C B A A B C D E E D C B A A B C D E	むし歯の罹患型：O_1　O_2　A　B　C **要治療のむし歯：なし・あり（　　本）** 歯の汚れ：きれい・**少ない・多い** 歯肉・粘膜：異常なし・あり（　　） かみ合わせ：よい・経過観察 （　　　年　　　月　　　日診査）

特記事項

施設名又は 担当者名	

次の健康診査までの記録
（自宅で測定した身長・体重も記入しましょう。）

年月日	年齢	体重	身長	特記事項	施設名又は担当者名
		． kg	． cm		

※むし歯の罹患　型 O_1：むし歯なし、歯もきれい　O_2：むし歯なし、歯の汚れ多い
　　　　　　　A：奥歯または前歯にむし歯　B：奥歯と前歯にむし歯　C：下前歯にもむし歯

わかりやすい表記となった。

表 7-7-1　お口と歯の健康〈任意様式〉

（新）お口と歯の健康

◎歯の生える時期について

乳歯は上下10歯ずつ、合計20歯あります。生後7～8か月頃から下の前歯から生え始め、2歳半～3歳頃、20歯が生えそろいます。また、歯の生える時期や順序には個人差があります。

永久歯は上下16歯ずつ、合計32歯あります。その前後にかむ力の大きい手前の奥歯（第一大臼歯）から生え、次にかむ力の大きい手前の奥歯（第一大臼歯）から生え、12～13歳頃まで（第三大臼歯）を除くすべての歯が生えそろいます。

◎初めての歯みがきのポイント

子どもの歯みがき習慣づけのために、下記の順序で始めていきましょう。

① 子どもの目の前で、保護者が楽しそうに歯をみがくようにしましょう。
② 生後8か月頃より（約1か月程度）、保護者のひざにあおむけに寝かせて子どもの歯を観察する（歯を数える）ことから始めましょう。歯の生え方を見ながらガーゼみがきなどから始め、徐々に歯ブラシに触れることに慣れるようにしましょう。
③ 歯の観察ができたら、赤ちゃん用の歯ブラシで1～2回歯に触れる練習をしましょう。（約1か月程度）

※歯みがきを習慣づけのために、できるだけ泣かせないようにしましょう。
④ 歯ブラシを口に入れることに慣れてきたら、歯みがきを始めましょう。子どもの機嫌を取りながら、鉛筆を持つ持ち方で歯を抜いて1本ずつやさしくみがいてあげましょう。1本5秒くらいで十分です。
※歯をきれいにみがくことはとても大切なことですが、歯ブラシの刺激に慣れさせ、歯みがき後にほめるようにしてもらうことが重要です。

◎うがいについて

うがいはかぜやむし歯の予防に効果があるので、手洗いとともに進めていきましょう。うがいは大きく分けて、口を洗浄する「ブクブクうがい」とのどを洗浄する「ガラガラうがい」があり、保護者が見本をみせながらすすめていきましょう。

（旧）歯の名称と生える時期

乳歯は上下10歯ずつ、合計20歯あります。（上図）生後7～8か月で下の前歯から生え始め、2歳半～3歳頃で20歯が生えそろいます。歯の生え方には個人差があり、生える時期が多少遅れたり、生える順序が異なることがあります。

永久歯は上下16歯ずつ、合計32歯あります。最初に生える永久歯は下の前歯の場合が多く、その前後にかむ力の大きい第一大臼歯（6歳臼歯）が生え始め、12～13歳頃までに第三大臼歯（親知らず）を除くすべての歯が生えそろいます。親知らずは生えないこともあります。乳歯から永久歯への交換の時期は、混合歯列期（下図）といい、乳歯と永久歯が共存する時期が12～13歳頃まで続きます。乳歯が先に存する働きをするので、むし歯にならないよう注意することが大切です。生え変える際にも重要な働きをするので、むし歯にならないよう注意することが大切です。

初めての歯みがきのポイント

子どもの口の健康増進のためには、口の中を清潔な状態に保つことが大切です。そのためには歯みがきをしなければなりません。しかし、口の中は大変敏感なので、歯みがきに慣れるまでは泣き叫んだり、口を開けなくなったり、歯みがきから逃げまわることがあり、歯みがきを習慣づけに苦労する保護者も少なくありません。

子どもの歯みがき習慣づけのために、以下のような順序で歯みがきを練習から始めていきましょう。

① 子どもの目の前で、保護者が楽しそうに歯をみがくようにしましょう。
② 最初から歯ブラシでみがこうとせず、まず8か月頃より、保護者のひざにあおむけに寝かせて子どもの歯を観察する（歯を数える）ことから始めましょう。これを1か月くらい続けます。
③ 歯の観察が嫌がらずにできるようになれば、歯を磨こうとしてみがいてあげましょう。また、歯に触れさせないようにしましょう。できるだけ泣かせないようにしましょう（歌を歌ったりしながら）。練習が終わればほめてあげましょう。これを1か月くらい続けましょう。
④ 歯ブラシに触れる練習をしましょう。赤ちゃん用の歯ブラシが1～2回歯に触れることに慣れたら、歯を磨くように工夫してあげましょう。

表7-7-2 お口と歯の健康〈任意様式〉（新）

（新）	（旧）
◎フッ化物（フッ素）の利用について フッ化物（フッ素）の塗布は、生え始めの歯の表面に直接フッ化物を塗布することによって、むし歯に強い歯となります。歯科医院、市町村保健センターなどで実施されています。また、日常的にフッ素入り歯磨き剤を使って歯磨きをすることもむし歯の予防になります。 ◎乳幼児の食事の際の注意 乳歯が生えてきたら、飲食物が歯の表面に残らないように気をつけてあげましょう。特に、離乳完了の頃には様々な食品を食べるようになり、歯の表面に糖分を含む食べ物のかすが残りやすくなります。甘いおやつをだらだらと食べる習慣も、むし歯になりやすいので、おやつの時間を決めて食べるようにしましょう。また、ジュースやイオン飲料は、むし歯になりやすいので注意が必要です。普段の水分補給は甘くない飲み物にしましょう。また、保護者が食べ物を口移しして与えることは、むし歯の原因菌がうつることがあるので避けましょう。 ◎指しゃぶりについて 心細いとき、不安を感じた時などに気持ちを落ち着かせるために指しゃぶりをすることがあります。指にタコができるほどの過度の指しゃぶりは、あごの発育障害や、歯ならびやかみ合わせが悪くなる原因となります。指しゃぶりをやめさせるのではなく、声をかけたり、一緒に遊んだりしてあげましょう。また、口や唇の形が心配な場合は、早めに歯科医師などの専門家に相談するようにしましょう。 日本歯科医師会ウェブサイト お口の予防とケア（http://www.jda.or.jp/park/prevent/contents.html）	④ 歯ブラシを口に入れることに慣れてきたら、初めて歯みがきを始めます。しかし、この時点では、歯をきれいにみがくことよりも大切なことは、あくまでも、歯ブラシの刺激に慣れさせ、歯みがきを好きになってもらうことが重要です。子どものご機嫌を取りながら、鉛筆を持つ方で力でながら1本5秒ぐらいで歯を抜いて歯をつやさしくみがいてあげましょう。1本5秒ぐらいで十分です。強くみがいたり長い時間をかけたりして、子どもを泣かせないよう注意してください。また、上手にできたことをほめてあげることも忘れないようにしましょう。 ⑤ 1歳6か月健診までに、保護者も子どもも歯みがきが上手にできるよう練習を行ってみてください。

136

表7-8 母子健康手帳歯科関連記載の主な新旧比較（省令様式）

項　目	新	旧
妊娠中と産後の歯の状態	※むし歯や歯周病などの病気は妊娠中に悪くなりやすいのです。歯周病は早産等の原因となることがあるので注意し、歯科医師に相談しましょう。 ※歯科医にかかるときは、妊娠中であることを話してください。	なし
保護者の記録【1歳の頃】	○歯みがきの練習をはじめていますか 　　はい　　いいえ	なし
保護者の記録【1歳6か月の頃】	○哺乳ビンを使っていますか（いつまでも哺乳ビンを使って飲むのは、むし歯につながるおそれがあるので、やめるようにしましょう） 　　はい　　いいえ ○歯にフッ化物（フッ素）の塗布やフッ素入り歯磨きの使用をしていますか 　　はい　　いいえ ○歯の仕上げみがきをしてあげていますか 　　はい　　いいえ	哺乳ビンを使っていますか（哺乳ビンを使って飲むのは、むし歯予防のためにやめるようにしましょう。） なし ○保護者が歯の仕上げみがきをしてあげていますか
1歳6か月児健康診査 2歳・ 3歳・ 6歳児健康診査	○かみ合わせ：よい　経過観察 　歯の汚れ：きれい・少ない・多い	不正咬合：なし　要注意 歯の汚れ：きれい　ふつう　きたない
保護者の記録【3歳の頃】	○かみ合わせや歯並びで気になることがありますか 　　はい　　いいえ ○歯にフッ化物（フッ素）の塗布やフッ素入り歯磨きの使用をしていますか 　　はい　　いいえ	なし なし
保護者の記録【4歳の頃】	○歯みがき、口ゆすぎ（ぶくぶくうがい）、手洗いをしますか 　　はい　　いいえ ○歯の仕上げみがきをしてあげていますか 　　はい　　いいえ	○歯みがき、口すすぎ、手洗いをしますか ○保護者が歯の仕上げみがきをしてあげていますか
保護者の記録【6歳の頃】	○第一大臼歯（乳歯列の奥に生える永久歯）は生えましたか 　　はい　　いいえ	○6歳臼歯（乳歯列の奥に生える永久歯）は生えましたか 　　はい　　いいえ

3．現時点における行政と歯科医師会の連携

　現在、多くの市区町村では、市区町村が実施する妊婦（主に初妊婦）対象の両親学級に合わせて歯科健診を実施している。また、個別に医療機関が実施する場合は受診券を交付し、契約歯科診療所を受診することとなる。医療機関実施の場合も各市区町村によって、希望者のみを対象とする場合や母子健康手帳交付時に受診券を発行するなど、実施方法が異なる。しかしながら今後は、平成23年8月に成立・公付された「歯科口腔保健の推進に関する法律」（いわゆる歯科口腔保健法）の理念のもと、すべての妊産婦を対象として、歯科健診の制度化の実現、実施の充実を図り、妊産婦の積極的な歯科受診につなげていくことが重要であろう。

　そのためには、1）口腔診査、2）細菌検査、3）唾液検査、4）口腔清掃状態等の診査・実施が望まれ、また歯科健診の際に、1）実際の歯科治療について、2）子どもの口腔の健康に関して等、相談に乗り、適切な保健指導を実施することによって、その後の歯科への受診や、生まれてくる子どもの口腔管理へスムーズに繋げることが期待される。

　前述の歯科口腔保健法の成立を契機として、妊産婦歯科健診の制度化を図ることにより、妊産婦、ひいては国民の口腔の健康を守ることを目指していきたい。

【参考・引用文献】
1） 深井穫博、大内章嗣、地主憲夫：歯科保健条例の広がりと8020運動．8020（8020推進財団会誌）2011、10：78-83
2） 深井穫博、大内章嗣：歯科保健推進条例の広がりと今後の展望．保健医療科学 2011、Vol. 60 No. 5：366-372
3） 三浦宏子：地域における歯科保健推進条例と歯科口腔保健法—「8020」の実現に向けて—．保健医療科学 2011、Vol. 60 No. 5：359
4） 8020推進財団HP：都道府県歯科保健条例制定マップ
5） 上條英之：歯科口腔保健法の制定と背景．保健医療科学 2011、Vol. 60 No. 5：360-365
6） 飯嶋理、勝又徳昭ら：8020の里づくり〜県・市・町"歯科条例"が拓く地域の健康〜．日本歯科医師会雑誌 2011、Vol. 64 No. 9：19-26
7） 日本歯科医師会　地域保健委員会：平成23年度地域保健・介護保険・産業保健アンケート結果；2012
8） 田村文誉、児玉実穂、倉治ななえ：女性歯科医師によるマタニティ歯科外来．日本歯科医師会雑誌、Vol. 64、No.2、2011-5

Ⅷ 開業医における マタニティ患者への対応

　ここでは主に、当院におけるマタニティ（妊産婦）患者への対応を具体的に紹介したい。
　妊婦が歯科健診を受けるきっかけは、行政が主催する両親学級で指導されるほか、市区町村が配布する歯科健康診査票等を利用する、かかりつけ歯科医にて自主的に行うケースなどがあるが、歯科健診を受診する妊婦はまだ少ないと感じている。最近では、仕事をしている母親も多く、それ以外にも家事や上の子どもがいる場合は兄弟姉妹の送り迎えなどがあり、大きくなるお腹の子どもを気づかいながらあちこちに目配りをしている妊婦患者は忙しく、時間に追われている。そこで妊婦歯科健診などで来院したらすかさず、十分な歯科的情報を提供できるように、妊婦向け資料は常にまとめて準備をしている。
当院で妊婦に渡している資料は、社団法人母子用品指導協会作成の「親子ではじめる歯の健康miniブック」（井上美津子昭和大学歯学部小児成育歯科学教室教授指導・羽村章日本歯科大学病院長企画監修）図8-1、妊娠中の歯科治療とお口のケアについての医院

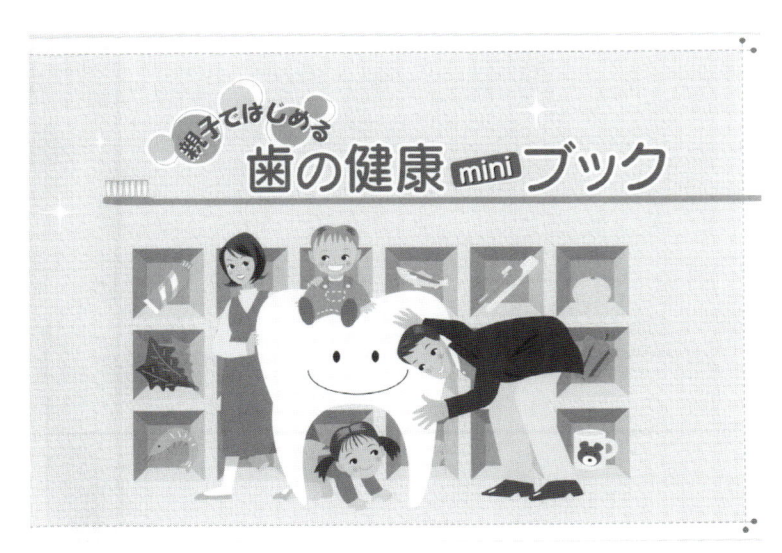

図8-1　来院したマタニティ患者向け歯の健康パンフレット

作成ちらし（図 8-2）、むし歯菌の母子伝播予防やカリエスリスクテスト、マタニティ歯科の説明等である。

具体的な口腔管理の例をあげたい。図 8-3 のように、すでに上の子どもが患者として通院している場合は親子セットで診察する。当院では小児患者をみる場合、母子セットのカリエスリスクテストを勧めており、全項目テストの費用負担を重く感じる家庭では、ミュータンスレンサ球菌テストのみの簡易テストを勧める。テスト結果の対策は、表 8-1 ～ 2 のような詳細な対策表の該当するところに印をつけて渡す。これにより、ミュータンスレンサ球菌に感染している場合は、妊娠中であってもミュータンスレンサ球菌を減らすような対策を家庭において講じてもらうことができる。

妊娠中の歯科治療とお口のケアについて

<当院では、妊産婦の方にやさしい治療を心がけています>

妊娠している方は、スタッフまでお知らせください。　クラジ歯科医院

妊娠中の歯科治療について

Q 現在、妊娠3か月です。歯の治療はできますか？
A 歯科治療は、できるだけ安定期（妊娠5～9か月ころ）に行うことをお勧めしています。

Q レントゲンを撮っておなかの赤ちゃんに影響しませんか？
A 歯は、おなかから場所が離れているのにくわえ、鉛のエプロンをしていただきますので、おなかのあかちゃんが被爆する量は限りなくゼロに近いため、赤ちゃんへの被ばくの影響はまったくないのに等しいことがわかっています。

Q 歯に麻酔注射をしておなかの赤ちゃんに影響しませんか？
A 影響しません。歯科治療に使う麻酔は、全身麻酔ではなく局所麻酔です。そのうえ血管収縮剤が入っているため、治療をする歯の周辺にしか麻酔薬は停滞しません。おなかの赤ちゃんに影響する心配はありません。

Q 抗生物質などを服用しても赤ちゃんに影響しませんか？
A 抗生物質であればペニシリン系やセフェム系を、鎮痛剤はカロナールなどアセトアミノフェンが安全であることが産婦人科医師の見解で明らかになっています。必要な場合には、最小限で使うことをおすすめいたします。

妊娠中の歯のケアについて

Q 母親が歯周病だと早産や低体重児出産のリスクが高いと言われていますが本当ですか？
A 多くの研究から、歯周病菌がだす内毒素（エンドトキシン）が子宮を収縮させるホルモンに似ているため早産や低体重児出産を引き起こすといわれています。歯周病と診断された方は、妊娠中からの治療をおすすめいたします。

Q むし歯菌が感染するというのは本当ですか？
A それは本当です。むし歯菌の中の悪玉菌であるミュータンス菌は、お子さんが生後1歳7か月から2歳7か月くらいの間に、周囲の大人から唾液を通して感染（母子伝播）することがわかっています。妊娠中から、ミュータンス菌などの検査を受け、出産前にミュータンス菌を減らし始めることをおすすめいたします。

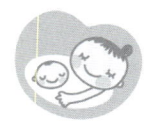

図 8-2　妊婦患者向けのちらし

使用している「マタニティマーク」※は、厚労省 HP からダウンロードできる。
使用にあたっては、事前にメール等で使用許可を得る。

第Ⅷ章　開業医におけるマタニティ患者への対応

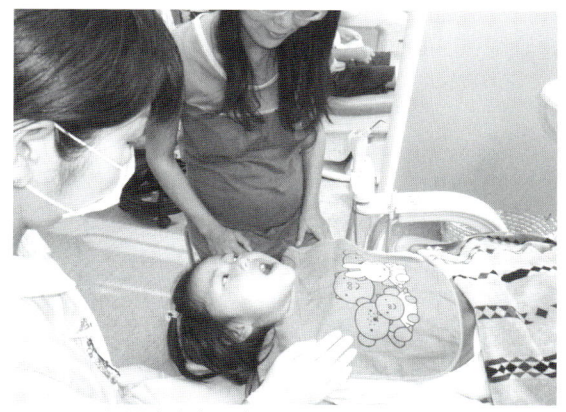

図8-3　妊婦患者と子どもをセットで検診することも

表8-1　当院で使用しているミュータンスレンサ球菌に対する年齢別対策

1.5歳未満：

SM0	特別の対策は必要ありませんが、ご家族にSM2以上の方がいる場合、キシリトールタブレットをキッチンばさみなどで小さく割り、1粒の3分の1程度を食後1日3回程度与える。下痢をしない範囲で、増やしていってもよい。
SM1	キシリトールタブレットをキッチンばさみなどで小さく割り、1粒の3分の1程度を食後1日3回程度与える。下痢をしない範囲で、量を増やしていってもよい。
SM2	キシリトールタブレットをキッチンばさみなどで小さく割り、1粒の3分の1程度を食後1日3回程度与える。下痢をしない範囲で徐々に増やし、1回1粒を1日3回食後に与える。1年に2回以上、歯科医院で専門的なクリーニングを受けてください。
SM3	キシリトールタブレットをキッチンばさみなどで小さく割り、1粒の3分の1程度を食後1日3回程度与える。下痢をしない範囲で徐々に増やし、1回1粒を1日3回食後に与える。1年に2回以上、歯科医院で専門的なクリーニングを受けてください。

1.5～3歳

SM0	特別の対策は必要ありませんが、ご家族にSM2以上の方がいる場合、キシリトールタブレットを食後に1粒、1日3回程度与える。下痢をしないことを確認しながら、1日1粒から始める。
SM1	キシリトールタブレットを食後に1粒、1日3回程度与える。下痢をしないことを確認しながら、1日1粒から始める。
SM2	キシリトールタブレットを食後に一粒、1日3回程度与える。下痢をしないことを確認しながら、1日1粒から始める。3歳を過ぎたら、歯科医院でガムが噛めるように指導を受け、キシリトールガムを噛む習慣をつけましょう。1年に2回以上、歯科医院で専門的なクリーニングを受けてください。
SM3	キシリトールタブレットを食後に一粒、1日3回程度与える。下痢をしないことを確認しながら、1日1粒から始める。2歳半を過ぎたら、歯科医院でガムが噛めるように指導を受け、キシリトールガムを噛む習慣をつけましょう。1年に2回以上、歯科医院で専門的なクリーニングを受けてください。

3～6歳

SM0	特別の対策は必要ありませんが、ご家族にSM2以上の方がいる場合、キシリトールガムやタブレットを食後に1粒、1日1～3回程度与える。下痢をしないことを確認しながら、1日1粒から始める。
SM1	キシリトールガムやキシリトールタブレットを食後に1粒、1日1～3回程度与える。下痢をしないことを確認しながら、1日1粒から始める。
SM2	キシリトールガムやタブレットを食後に1粒、1日3回程度与える。下痢をしないことを確認しながら、1日1粒から始める。キシリトールはガムでもタブレットでも効果は同じだが、15歳まではアゴの発育を促すためガムがおすすめ。外出先、嗜好に応じ、タブレットを組み合わせる。1年に2回以上、歯科医院で専門的なクリーニングを受けてください。
SM3	キシリトールガムやタブレットを食後に1粒、1日3回程度与える。下痢をしないことを確認しながら、1日1粒から始める。キシリトールはガムでもタブレットでも効果は同じだが、15歳まではアゴの発育を促すためガムがおすすめ。外出先、嗜好に応じ、タブレットを組み合わせる。1年に2回以上、歯科医院で専門的なクリーニングを受けてください。

表8-2 ミュータンスレンサ球菌に対する年齢別対策

6歳～15歳

SM0	特別の対策は必要ありませんが、ご家族にSM2以上の方がいる場合、キシリトールガムやタブレットを食後に2～3粒を1日1～3回程度摂る。下痢をしないことを確認しながら、1日1粒から始める。
SM1	キシリトールガムを食後に1粒、1日1～3回程度噛む。ベビー用タブレットは、1回3粒、大粒のものは1回2粒をなめる。タブレットは、すぐに噛まずに、できるだけ長くとどめるようにする。ガムは、最初の2分間は、つばを飲み込まず、口全体にゆきわたらせるように噛むと効果が高い。
SM2	キシリトールガムを食後に1粒、1日1～3回程度噛む。ベビー用タブレットは、1回3粒、大粒のものは1回2粒をなめる。タブレットは、すぐに噛まずに、できるだけ長くとどめるようにする。ガムは、最初の2分間は、つばを飲み込まず、口全体にゆきわたらせるように噛むと効果が高い。キシリトールはガムでもタブレットでも効果は同じだが、15歳まではアゴの発育を促すためガムがおすすめ。外出先、嗜好に応じ、タブレットを組み合わせる。1年に2回以上、歯科医院で専門的なクリーニングを受けてください。
SM3	キシリトールガムを食後に1粒、1日1～3回程度噛む。ベビー用タブレットは、1回3粒、大粒のものは1回2粒をなめる。タブレットは、すぐに噛まずに、できるだけ長くとどめるようにする。ガムは、最初の2分間は、つばを飲み込まず、口全体にゆきわたらせるように噛むと効果が高い。キシリトールはガムでもタブレットでも効果は同じだが、15歳まではアゴの発育を促すためガムがおすすめ。外出先、嗜好に応じ、タブレットを組み合わせる。1年に2回以上、歯科医院で専門的なクリーニングを受けてください。

15歳以上～大人

SM0	特別の対策は必要ありませんが、むし歯予防のために、キシリトールガムやタブレットの利用をおすすめします。
SM1	キシリトールガムを食後に1粒、1日1回噛む。キシリトールタブレットを1回2～3粒を1日2回以上なめる。タブレットは、すぐに噛まずに、できるだけ長くとどめるようにする。ガムは、最初の2分間は、つばを飲み込まず、口全体にゆきわたらせるように噛むと効果が高い。
SM2	キシリトールガムを食後に1粒、1日1回噛む。キシリトールタブレットを1回2～3粒を1日2回以上なめる。タブレットは、すぐに噛まずに、できるだけ長くとどめるようにする。ガムは、最初の2分間は、つばを飲み込まず、口全体にゆきわたらせるように噛むと効果が高い。歯科医院で、定期的な機械クリーニング（PMTC）を受けてください。
SM3	キシリトールガムを食後に1粒、1日1回噛む。キシリトールタブレットを1回2～3粒を1日2回以上なめる。タブレットは、すぐに噛まずに、できるだけ長くとどめるようにする。ガムは、最初の2分間は、つばを飲み込まず、口全体にゆきわたらせるように噛むと効果が高い。歯科医院で、定期的な機械クリーニング（PMTC）を受けてください。

　第Ⅵ章図6-6のように、母親のミュータンスレンサ球菌レベルがSM3（1ミリリットル中にミュータンスレンサ球菌が100万コロニー以上）とミュータンスレンサ球菌がハイレベルに感染していると、その子どもは2歳になる前に約43％がミュータンスレンサ球菌に感染している。それに比べ、母親のミュータンスレンサ球菌レベルがSM0（1ミリリットル中にミュータンスレンサ球菌が10万コロニー以下）のようにミュータンスレンサ球菌に感染していない、もしくは感染していても非常に低いレベルだとその子どもの感染率は非常に低いことから、母親の口腔内のミュータンスレンサ球菌レベルを下げることが、生まれてくる赤ちゃんにミュータンスレンサ球菌を伝播させない最大の予防策と考え、母子セットのミュータンスレンサ球菌テストを積極的に勧めているところだ。出産後の母親は忙しいため、できるだけ妊娠中にカリエスリスクテスト、中でもミュータンスレンサ球菌レベルを知ることは、ミュータンスレンサ球菌の母

子伝播予防のために必要な情報であろう。また、う蝕の原因菌であるミュータンスレンサ球菌の母子伝播を 4 歳まで防ぐことが出来れば、ミュータンスレンサ球菌に 2 歳以下の早い段階で感染した場合に比べ、4 歳時点での乳歯のう蝕経験指数（dfs）は約 15 分の 1 ですむという研究結果[1]（図 8-4）からみても、ミュータンスレンサ球菌の母子伝播を出来るだけ遅らせることが乳歯う蝕の予防になるとの思いもある。

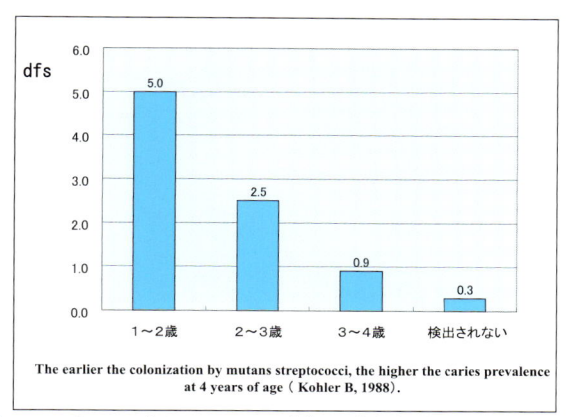

図 8-4　ミュータンスレンサ球菌の感染年齢と 4 歳時の dfs

　通院ができる妊婦ではう蝕予防と同時に、歯周病検査も始める。歯周病の検査は担当歯科衛生士が行い、診断は歯科医師が行う。妊娠中は女性ホルモンの関係で歯肉が炎症をおこしやすく、検査の数値や出血点が増えるという問題もあるが、歯周病に罹患していると早産や低体重児出産の危険性が高まることがわかっているので、進行した歯周病に罹患していないかを見極めるためにも検査だけは早めに行うことを勧めている。歯科医師による治療方針が決定すると、方針に従って担当歯科衛生士が一か月にいちど、30 〜 60 分のアポイントの中で歯周病管理をおこなっていく。初期治療が終了し再検査が終わった時点で、再び歯科医師の診断をあおぐ。妊娠前から歯周管理を受けている妊婦では、妊娠中は毎月ではなく数か月おきに PMTC など口腔衛生の精度を高める静かな処置を希望するケースも多い。
　マタニティ歯科に関心をもつようになったきっかけは、1997 年に参加した I.I.P.D.(International Institute of Preventive Dentistry) 研修で訪れたフィンランド・トゥルク保健センターで、妊婦に配布しているパンフレット図 8-5 を目にしたことだ。子どものう蝕予防を 100％成功させるポイントは、第一子をみごもった妊娠期に子ども

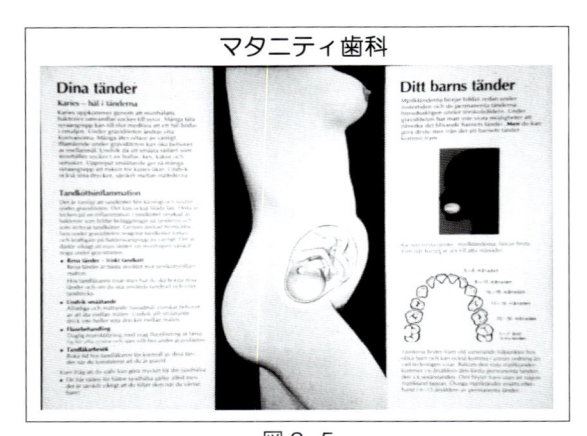

図 8-5
フィンランド・トゥルク保健センターで使っている妊産婦向けパンフレット（1997）

のう蝕予防を始めることだという。当時の日本では乳幼児へのむし歯予防教育は、多くの場合一歳半健診以降の話しであり、妊娠中からお腹の中の子どものむし歯予防を考えるなど、夢のように感じたものだ。初めてフィンランドを訪れてから15年がたった今、日本でもマタニティ歯科臨床が行えるようになったことには、感慨深いものがある。

1．X線撮影と薬剤への対応

　妊娠中の患者が歯科治療をする際に最も恐れていることは、X線写真の撮影による胎児への被曝と影響、局所麻酔薬や服用する抗菌薬等薬剤による胎児への影響である。しかしながら患者は、X線や抗菌薬、局所麻酔剤などを拒否しているわけではなく、それらが安全であるという学術的裏づけを、歯科医師からわかりやすく説明してほしいと思っている。そのため、開業歯科医はX線による被曝の母子への影響と安全性、抗菌薬、消炎剤、局所麻酔剤などが胎児に及ぼす影響と安全性をわかりやすく説明する解説書やツールを準備するとよい。東京都歯科医師会作成のポスター（図8-6）では、歯科用X線の被曝が低い数値であることがわかりやすく示されており、患者への説明に非常に役立っている。

　当院では、妊娠中であっても体調に問題がなければ、智歯の抜歯なども含め必要な処

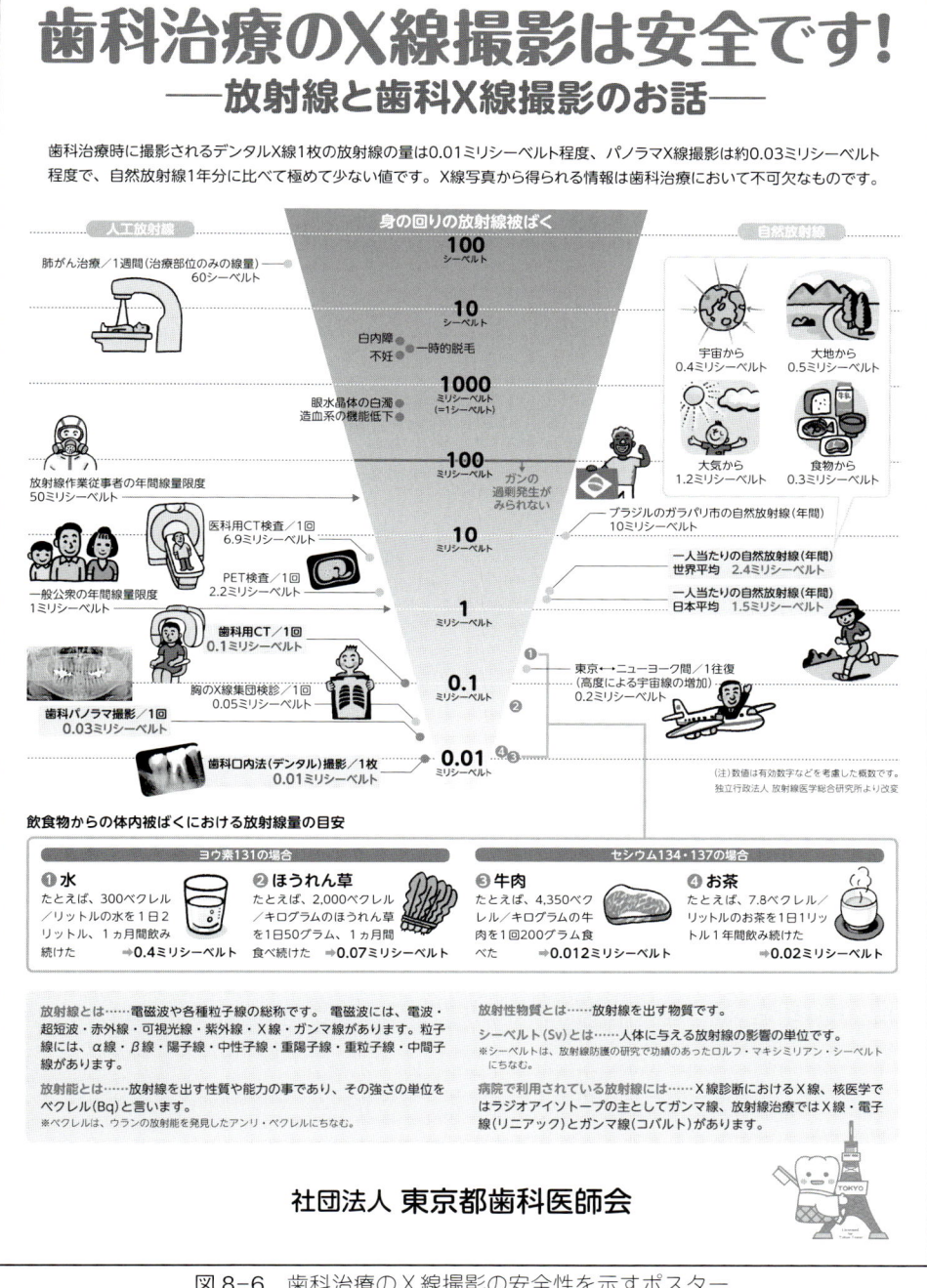

第Ⅷ章　開業医におけるマタニティ患者への対応

図 8-6　歯科治療のX線撮影の安全性を示すポスター
東京都歯科医師会雑誌第 59 巻第 8 号付録
監修：㈳東京都歯科医師会広報常任委員会（学術）・
　　　日本大学歯学部歯科放射線学教室　川嶋祥史、本田和也より転載
※このデータは東京都歯科医師会 HP よりダウンロードできます

置は行うようにしている。図8-2の妊娠中の歯科治療とお口のケアについての医院作成ちらしにもあるように、妊娠5～9か月の安定期に、X線撮影、局所麻酔も説明した上で使用する。抗菌薬は、ペニシリン系やセフェム系を使用し、鎮痛剤はボルタレンやロキソニンは禁忌だが、カロナールなどアセトアミノフェンを使ってもらう。

　中には、X線や麻酔はOKだが、抗菌薬だけは抵抗があって使いたくないという妊産婦もいる。赤ちゃんを生んだばかりの産婦においては、抗菌薬が母乳中に出ることを恐れ、薬は絶対に飲みたくないとかたくなに拒否する例も少なからずある。そのような場合は、抗菌薬を服用して2～3時間後がもっとも血中濃度が高くなることから、授乳直後に抗菌薬を服用する、あるいは就寝前に抗菌薬を服用するように指導する。

　それでも薬を拒否する妊産婦においては、自然治癒力を高めるハーブを利用しているのでご紹介したい。例えば免疫力を高めることがわかっている「エキナセア」や「エルダーフラワー」（図8-7）をハーブティーなどの形で利用する方法である。エキナセアはヨーロッパにおいて長い歴史があり、妊婦や子どもなどにも広く使われていることから、当院では最後の提案として紹介している。

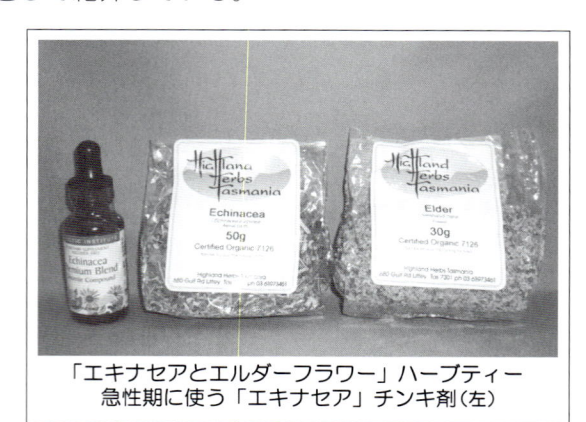

図8-7　妊産婦や小児に安全な免疫力向上が期待されるハーブ例

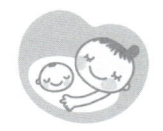

※マタニティマークと「妊産婦にやさしい環境づくり」の推進
　マタニティマークは、妊産婦が交通機関等を利用する際に身につけ、周囲が妊産婦への配慮を示しやすくするもの。
　さらに、交通機関、職場、飲食店、その他の公共機関等が、その取組や呼びかけ文を付してポスターなどとして掲示し、妊産婦にやさしい環境づくりを推進するもの。
　問合せ先：厚生労働省雇用均等・児童家庭局母子保健課

2．大学病院や専門医に紹介するタイミングと説明方法

　一般に特段の疾患がなく、体調不良もない健康な妊産婦患者であれば、安定期にほとんどの歯科治療は可能である。また希望者には、予防処置も行う。しかしながら、妊娠高血圧症候群、切迫流産など母体と胎児に問題があるときには、症状が落ち着くまで産科主治医と連携を取りながら症状が安定するのを待つことになる。

　全身疾患、精神疾患のある患者、難症例の抜歯などでは、大学病院や総合病院、専門医などを紹介することになる。日頃から地域連携の輪に入って、緊急患者の対応に備えておくことが大切である。歯科医師会では多くの場合、地域の基幹病院と連携しており、紹介状だけでなく紹介先の科目、担当医名など最新情報を常に更新して、いつでも取り出せるように管理することが緊急時のスムースな対応につながる。また紹介に際して、言いづらい内容のときは、簡単な紹介状を患者向けに準備して渡し、詳しい内容は患者の目に触れないように別途、情報提供するなど細やかな配慮も忘れないようにしたい。とくに心の問題があると思われるケースでは、歯科医からいきなり精神科に紹介状を書くことはなかなか難しいという声をよく耳にする。患者が自覚していない場合は特に、信頼関係を損なうことになりかねないので、その場合は患者の産科主治医、またはかかりつけ医師宛てに紹介状を書き、詳細は別途情報提供すると精神科への対応もスムースに行なわれることが多い。

　妊産婦患者の心と身体、そして口腔の変化の特徴をよく把握し、母体の健康だけでなく胎児の歯の健康にも気を配ること、さらにこの時期から、生まれた赤ちゃんの歯と口の健康のために必要な知識と情報を提供し、母親の口腔健康はもちろんのこと、生まれてくる赤ちゃんの健やかな歯と口の健康発育のため、歯科医院に定期的に来院するモチベーションを高めることが、マタニティ歯科にとっての大きな命題である。全国の開業歯科医が、妊産婦患者に適切な対応が出来ることで、国民の健康に寄与したいものである。

【参考・引用文献】
1）Birgitta Köhler, Ingrid Andréen, Berit Jonsson:The earlier the colonization by mutans streptococci, the higher the caries prevalence at 4 years of age, Oral Microbiology and Immunology: Volume 3, Issue 1, pages 14-17, March 1988
2）入谷栄一：病気が消える習慣．リュウ・ブックスアステ新書、経済界、2009

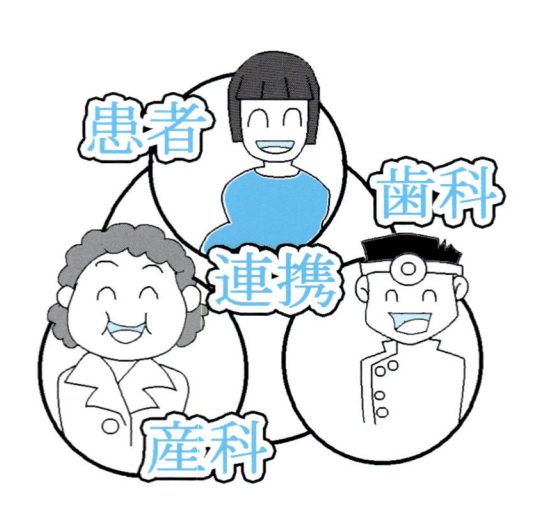

索　引

M
MS 菌 …………………………………… 117

P
pH 緩衝能 …………………………………… 114
PMTC …………………………… 21, 22, 50, 75

R
Rh 式血液型不適合 ………………………… 38

S
Streptococcus mutans ………………… 29

T
TNF-α ……………………………………… 28

あ
アジスロマイシン……………………………62
味慣らし……………………………………108
アセトアミノフェン………………58, 62, 146
アタッチメント…………………………99, 100
アタッチメントロス…………………………43
アドレナリン…………………………… 67, 68
アドレナリン添加 2％塩酸リドカイン ……65
アミノグリコシド系…………………………61
アルコール……………………………………49

い
イオン飲料……………………………………76
1 歳 6 か月健診……………………………80
1 歳 6 か月児口腔健康診査…………………98
飲酒……………………………………………49

う
う蝕 ………………… 18, 28, 29, 52, 56, 92
う蝕原生菌……………………………………75
う蝕原生菌数測定……………………………24
う蝕原生細菌…………………………………95
う蝕の好発部位…………………… 88, 89, 90, 91
う蝕予防……………………… 88, 89, 91, 92, 116

え
永久歯…………………………………………90
永久歯列………………………………………91
栄養 ………………………… 77, 84, 93, 102, 108
栄養不良 ………………………………… 103
エストラジオール……………………………56
エストリオール………………………………42
エストロゲン… 17, 28, 42, 44, 47, 48, 92
エストロン……………………………………42
X 線……………………………………………64
X 線撮影 ………………………… 8, 27, 52, 144
エナメル質 ………………………………… 115
エピネフリン…………………………………29
嚥下 ………………………………………… 102
塩酸セフカペンピボキシル…………………63

お
嘔吐……………………………………………28
オクタプレシン………………………………68
おしゃぶり………………………………97, 109
悪阻……………………………………… 50, 56

か
カウンセリング…………………………18, 19
かかりつけ歯科医……………………………75
顎間空隙………………………………………96

149

過剰歯……………………………………96
カリエスリスク………………………………23
環境ホルモン…………………………………53
感染症合併妊娠………………………………36
感染の窓……………………25, 26, 118

き

気管支喘息……………………………………36
キシリトール………………………20, 22, 50
キシリトールガム……………………………75
喫煙………………………………………49, 93
基本味…………………………………………108
吸指癖…………………………………97, 108
吸啜…………………………………100, 102, 103
吸啜運動………………………………………103
吸啜窩…………………………………………96
吸啜反射………………………………………102
仰臥位低血圧症候群……27, 30, 53, 58, 59
局所麻酔…………………64, 65, 66, 67, 146
局所麻酔剤……………………………………144
局所麻酔薬………………8, 29, 52, 68, 144

く

グラム陰性菌…………………………………28
クラリスロマイシン…………………………62

け

外科的処置………………………………………8
血液疾患合併妊娠……………………………33
血管収縮薬………………………………67, 68
解熱鎮痛薬アセトアミノフェン…58, 62, 64
健康調査票………………………………9, 10
原始反射………………………………………102
健診……………………………………………73

こ

口角びらん……………………………………56
抗菌剤…………………………………………29
抗菌薬……………8, 52, 58, 62, 63, 144, 146

口腔ケア………………………………………18
口腔外科処置……………………………55, 57
口呼吸…………………………………………109
甲状腺機能亢進症……………………………34
甲状腺機能低下症……………………………35
甲状腺疾患合併妊娠…………………………34
口唇閉鎖………………………………………108
口唇閉鎖機能…………………………………105
口内炎…………………………………………56
更年期障害……………………………………112
抗リン脂質抗体症候群（APLS）…………35
呼吸……………………………………………102
呼吸器系………………………………………55
呼吸器疾患合併妊娠…………………………36
個人差…………………………………………104
ことばの発達…………………………………109
根管消毒剤……………………………………54
根管治療………………………………………52
混合歯列期……………………………………91

さ

催奇形……………………………………57, 60, 61
催奇形性…………………………………………8
サイトカイン……………………………48, 79
産科
　…8, 11, 14, 15, 27, 30, 58, 60, 78, 147
産後………………………………………21, 39
3歳児健診……………………………………80
3歳児口腔健康診査…………………………98
産褥うつ病……………………………………41
酸蝕症…………………………………………28
産褥性心筋症…………………………………39
3％塩酸プロピトカイン……………………66
3％塩酸メピバカイン………………………66

し

歯科医師会……………………………………147
歯科健診…………………74, 79, 80, 81, 138
歯科材料………………………………………53

150

子宮奇形……………………………32
子宮筋腫……………………………32
子宮頸癌……………………………32
市区町村……………………………138
自己免疫疾患・膠原病合併妊娠……………35
歯周病……………… 18, 19, 28, 91, 92
思春期………………………………92
自食…………………………………106
舌で押しつぶす機能………………105
歯肉炎……………………………42, 56
歯胚…………………………………83
脂肪肝………………………………38
脂肪床………………………………96
若年性の歯周炎……………………92
受診券………………………………138
出血性増殖性歯肉炎………………92
受動喫煙……………………………93
授乳……………………………63, 64
授乳期………………………………15
循環器系……………………………55
消化器系……………………………55
上唇小帯付着異常…………………97
小児のう蝕（ECC）……………23, 25
上皮真珠……………………………96
静脈血栓症…………………………33
食事指導……………………………78
食事習慣……………………………95
食生活……………… 77, 88, 89, 91, 92
食生活習慣…………………………88
女性総合歯科外来…………………120
女性ホルモン……… 17, 28, 42, 44, 45, 48,
　　　56, 78, 111, 112
心・血管系疾患合併妊娠…………33
人工乳………………………………103
人工乳首……………………………103
心疾患………………………………33
腎疾患………………………………34
浸潤麻酔……………………………65

す
水分摂取……………………………106
スクロース………………… 75, 76, 97
スケーリング………………… 75, 79
スケーリング・ルートプレーニング………21

せ
生活習慣病…………………………51
性差…………………………………111
性差医療……………… 16, 17, 111, 112
性差歯科医療………………………112
成人嚥下………………………105, 106
精神・神経疾患合併妊娠…………36
舌小帯付着異常……………………97
摂食機能……………………………109
絶対過敏期…………………………60
セフェム系………… 29, 61, 62, 63, 146
セフジトレンピボキシル…………63
セフジニル…………………………63
潜在過敏期…………………………61
全身性エリテマトーデス（SLE）…………35
蠕動様運動……………… 102, 103, 105

そ
早産……… 18, 19, 28, 34, 35, 46, 48, 49,
　　51, 79, 93, 112
相対過敏期…………………………60
咀嚼…………………………………105
咀嚼運動………………………105, 106

た
第一大臼歯…………………………90, 91
胎児毒性……………………………61
唾液…………………………………114
唾液緩衝能測定……………………24
唾液検査………………… 23, 78, 138
探索反射……………………………102

ち

智歯周囲炎……………………………………57
治療体位……………………………………53
鎮痛剤………………………………29, 52, 146
鎮痛薬…………………………………8, 62, 64

つ

つわり
　…16, 17, 21, 28, 37, 47, 50, 56, 78, 79

て

低出生体重……………………………………51
低体重児（低出生体重児）……………46, 93
低体重児出産…18, 19, 28, 46, 48, 49, 112
手づかみ食べ……………………………106, 107
鉄欠乏性貧血…………………………………94
手と口の協調………………………………107
テトラサイクリン系…………………………61
てんかん……………………………………36
伝達麻酔……………………………………65

と

統合失調症…………………………………36
糖尿病………………………………………34
投薬…………………………………………57
突発性血小板減少性紫斑病…………………33

な

喃語……………………………………110

に

2%塩酸リドカイン…………………29, 66
ニューキノロン系……………………………61
乳歯……………………………83, 88, 89, 115
乳児嚥下…………………………………105
乳首………………………………………103
妊娠悪阻…………………………………37
妊娠後期………21, 27, 33, 38, 39, 40, 43, 55, 58, 64, 68, 69

妊娠高血圧症候群（妊娠中毒症）
　………………………………11, 14, 37
妊娠初期
　…21, 28, 32, 39, 47, 55, 57, 64, 68, 69
妊娠性エプーリス……………………45, 56
妊娠性歯周炎……………………19, 20, 21
妊娠性歯肉炎………28, 42, 44, 46, 47, 49
妊娠性糖尿病………………………………11
妊娠前期……………………………………33
妊娠中期
　…21, 28, 33, 40, 43, 58, 65, 68, 69, 94
妊娠糖尿病…………………………………37
妊婦歯科健診………………………………73

は

抜歯…………………………………………58
母親教室……………………………………74
鼻呼吸……………………………………109

ひ

比較過敏期…………………………………60
非ステロイド性消炎鎮痛薬…………62, 63
ヒト絨毛性腺刺激ホルモン………………47
ヒト胎盤性ラクトーゲン…………………47
泌尿器系……………………………………55
被曝……………………………………52, 144
表面麻酔……………………………………65
貧血…………………………………………33

ふ

フェリプレシン……………………29, 67
副歯槽堤……………………………………96
服薬…………………………………………27
婦人科疾患合併妊娠………………………32
フッ化物………………20, 81, 89, 90, 91
フッ化物応用………………………………75
フッ素…………………………19, 22, 97
プラークコントロール………19, 49, 79, 81
プラーク中う蝕原生菌酸産生能測定………24

ブラッシング……………… 19, 20, 78, 79, 90, 91, 92
ブラッシング指導………………… 75, 78, 79
プロゲステロン
　　……………… 17, 28, 42, 44, 47, 48, 56, 92
プロスタグランジン……………… 28, 45, 79
プロスタグランディン…………………… 48
分泌型 IgA ………………………………… 102

へ
ペニシリン系………… 29, 61, 62, 63, 146

ほ
萌出性嚢胞………………………………… 96
母子感染…………………………………… 95
母子健康手帳……………… 77, 78, 138
母子伝播……………… 18, 22, 115, 116, 118
哺乳
　… 97, 99, 100, 101, 102, 103, 105, 108
母乳……………… 15, 102, 103, 106, 107
哺乳期……………………………… 95, 108
哺乳瓶……………………… 76, 88, 106
ホルモン………………………………… 112

ま
マクロライド系…………………………… 62
麻酔………………………………… 27, 52, 64
麻酔薬……………………………………… 65
マタニティブルー………………………… 40
マタニティマーク……………………… 146
慢性関節リウマチ（RA）………………… 35

み
味覚……………………………………… 107
ミュータンスレンサ球菌
　…… 18, 19, 20, 22, 24, 25, 26, 29, 75,
　　80, 97, 112, 115, 116

む
無影響期…………………………………… 60

め
免疫………………………………………… 44
免疫物質………………………………… 102
メンタルケア……………………………… 39

も
モチベーション……………… 18, 19, 20, 79
問診（医療面接）…………………… 9, 11

や
薬剤………………………………… 55, 60, 61
薬物………………………………………… 29

ゆ
指しゃぶり……………………………… 108

よ
幼若永久歯…………………………… 90, 91
抑うつ症状………………………………… 16

ら
卵巣腫瘍…………………………………… 32
卵巣ホルモン……………………………… 42

り
リガフェーデ病…………………………… 96
リカルデント……………………………… 50
離乳……………… 102, 104, 105, 108
離乳期…………………… 95, 107, 108
離乳後期…………………………… 105, 106
離乳初期………………………………… 105
離乳食……………… 88, 104, 105, 106
離乳中期…………………………… 105, 106
流産………………………………………… 93

謝　辞

　本書を執筆するにあたり、下記の先生方にはお忙しい中で多くのご指導とご協力を賜りました。（順不同）

仲井　雪絵　先生　　岡山大学病院小児歯科　講師
進賀　知加子　先生　　岡山大学病院小児歯科　医員
新橋　成直子　先生　　聖マリアンナ医科大学産婦人科教室
金澤　英作　先生　　日本大学松戸歯学部解剖学教室教授
佐藤　保　先生　　日本歯科医師会常務理事
榎本　滋　先生　　日本歯科医師会理事
深井　穫博　先生　　日本歯科医師会地域保健委員長
恒石　美登里　先生　　日本歯科総合研究機構研究員
岡本　徹　先生　　大田区大森歯科医師会会長

その他、多くの皆さまのご理解とご協力があって本書が完成いたしました。
心から深く感謝申し上げ、謝辞にかえさせていただきます。

監　修

倉治　ななえ
　　1979 年　日本歯科大学卒業
　　歯科医師　歯学博士
　　クラジ歯科院長
　　日本歯科大学附属病院　臨床教授
　　FDI・WDW（世界の女性歯科医師部会）理事
　　日本フィンランドむし歯予防研究会副会長
　　東京都大田区学校保健会副会長
　　日本小児歯科学会・全国小児歯科開業医会会員

田村　文誉
　　1989 年　昭和大学歯学部卒業
　　歯科医師　歯学博士
　　日本歯科大学　教授
　　口腔リハビリテーション多摩クリニック　口腔リハビリテーション科
　　日本障害者歯科学会理事、指導医・認定医
　　日本老年歯科医学会　指導医・専門医・認定医・摂食機能療法専門歯科医師
　　日本摂食嚥下リハビリテーション学会　認定士

マタニティ歯科外来　〜命を育む女性の口腔保健のために〜　　定価（本体 3,800 円＋税）

2012 年 4 月 17 日　第 1 版第 1 刷　発行	監　修　　倉治　ななえ
2013 年 5 月 29 日　第 1 版第 2 刷　発行	田村　文誉
2018 年 3 月 16 日　第 1 版第 3 刷　発行	
	発　行　者　　百瀬　卓雄
	印刷・製本　　蓼科印刷株式会社

発　行　わかば出版株式会社　　　発　売　デンタルブックセンター 株式会社シエン社

〒112-0004　東京都文京区後楽 1-1-10　TEL 03(3816)7818　FAX 03(3818)0837　URL http://www.shien.co.jp

©Wakaba Publishing, Inc. 2012, Printed in Japan 〔検印廃止〕ISBN 978-4-89824-062-5 C3047
本書を無断で複写複製（コピー）することは、特定の場合を除き、著作権及び出版社の権利侵害となります。